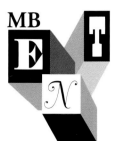

編集企画にあたって……

　耳鼻咽喉科の歴史は19世紀後半のヨーロッパに遡る．当時，中耳炎からの頭蓋内合併症による死ならびに喉頭の癌のみならず梅毒や結核による気道狭窄さらには死が脅威となっていた．前者に対して乳突削開術が，後者に対して喉頭摘出術が行われるようになり，外科や一部の内科から専門化して独立したのが耳鼻咽喉科の始まりとされる．ペニシリンが1942年に実用化され，ストレプトマイシンも1943年に単離され，感染症は克服されるかにみえたが，80年を経た今なお，耳鼻咽喉科診療における感染症のウェイトは大きい．そればかりか新たな感染症も現れており，感染症との戦いに終わりはない．

　耳鼻咽喉科は「命と機能を守る」科であるが，感染症はどちらにも深くかかわっている．もちろん，現代では命にかかわる疾患は癌が多いのだが，感染症は頭蓋内合併症，気道狭窄，頸部さらには縦隔の膿瘍など依然生命を脅かすものである．また，機能においても，聴器や視器の合併症を生じ得るし，呼吸，発声，嚥下にも影響を及ぼす．本企画では，「みみ」「はな」「のど」の感染症の診断と治療について，いわゆるコモンな疾患から，これはぜひ知っておくべきということ，さらに緊急を要する疾患や難治の疾患，忘れた頃に遭遇するような稀ではあるが鑑別として頭に入れておかねばならない疾患などにつき，それぞれの領域に造詣が深い6名の先生に解説していただいた．さらに，耳鼻咽喉科の特徴として，これらの感染症には小児が少なくないことも挙げられ，別に総括して述べていただいている．

　再興の感染症もあれば，新興の感染症もある．最近，梅毒の患者数が増えているという．ベテランの医師なら診たことのある耳鼻咽喉科領域の梅毒も，知っていなければ鑑別にすら挙がらないかもしれない．一方我々は，新型コロナウイルス感染症という新たな脅威に，まさにリアルタイムで直面している．これらに関する最新の知見を，精通している2名の先生に解説いただいた．

　読者の大半はAMR対策アクションプランという言葉を耳にしたことと思う．我々はかつて抗菌薬という武器を乱用し，その結果，薬剤耐性（AMR）が問題となった．同じ轍を踏まぬためには抗菌薬をはじめとする抗微生物薬の適正使用が望まれ，そのために厚生労働省が2016年に発表したものである．折しも前後して数多くのガイドラインやマニュアルが作成されてきたが，どれをどのように使っていくか，悩ましい面もある．共通点と相違点を把握し，うまく活用するためのポイントをまとめていただいた．

　本号は「みみ」「はな」「のど」の感染症にどう対応すればよいか知ることができる内容となっており，まだまだ続く戦いの拠り所となる一冊である．多くの方に読んでいただければ幸いである．

2021年11月

室野重之

KEY WORDS INDEX

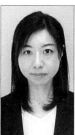

井上 なつき
（いのうえ　なつき）
2011年　札幌医科大学卒業
　　　　東邦大学医療センター
　　　　大橋病院初期臨床研修
2013年　同病院耳鼻咽喉科入局
2017年　同，助教

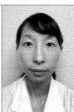

島田 茉莉
（しまだ　まり）
2009年　秋田大学卒業
2011年　自治医科大学耳鼻咽喉
　　　　科医局入局
2020年　同科，助教

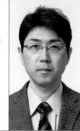

室野 重之
（むろの　しげゆき）
1992年　金沢大学卒業
1996年　同大学大学院修了
　　　　公立宇出津総合病院耳
　　　　鼻咽喉科
1998〜2000年　米国ノースカロ
　　　　ライナ大学留学
2001年　福井県済生会病院耳鼻
　　　　咽喉科
2002年　金沢大学耳鼻咽喉科・
　　　　頭頸部外科，助手
2009年　同，講師
2014年　同，准教授
2016年　福島県立医科大学耳鼻
　　　　咽喉科学講座，教授

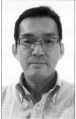

大塚 雄一郎
（おおつか　ゆういちろう）
1995年　千葉大学卒業
1997年　同大学耳鼻咽喉科入局
1998年　横須賀共済病院耳鼻咽
　　　　喉科
1999年　千葉労災病院耳鼻咽喉
　　　　科
2000年　千葉大学大学院医学研
　　　　究科
2004年　同大学耳鼻咽喉科
2005年　船橋市立医療センター
　　　　耳鼻咽喉科
2013年　成田赤十字病院耳鼻咽
　　　　喉科，第二部長
2016年　千葉市立海浜病院耳鼻
　　　　咽喉科，統括部長

野本 美香
（のもと　みか）
2000年　福島県立医科大学卒業
　　　　同大学耳鼻咽喉科入局
2002年　同，大学院研究生
2009年　同，助手
2013年　同，助教
2016年　同，講師

物部 寛子
（ものべ　ひろこ）
1996年　群馬大学卒業
　　　　東京大学医学部附属病院耳
　　　　鼻科研修医
1997年　JR東京総合病院耳鼻科研
　　　　修医
1998年　武蔵野赤十字病院耳鼻科
1999年　東京大学医学部附属病院耳
　　　　鼻科
2000年　日本赤十字医療センター耳
　　　　鼻科
2001年　東京大学医学部附属病院耳
　　　　鼻科，助手
2003年　竹田綜合病院耳鼻科，医長
2006年　日立製作所日立総合病院耳
　　　　鼻科，主任医長
2010年　NTT東日本関東病院耳鼻
　　　　科
2012年　日本赤十字社医療センター
　　　　耳鼻咽喉科，部長

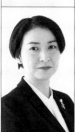

大堀 純一郎
（おおほり　じゅんいちろう）
2000年　熊本大学卒業
　　　　鹿児島大学耳鼻咽喉科
　　　　入局
2008年　同大学大学院耳鼻咽喉
　　　　科，助教
2011年　同，講師
2021年　同，准教授

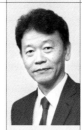

波多野 都
（はたの　みやこ）
2002年　富山医科薬科大学卒業
　　　　金沢大学耳鼻咽喉科入
　　　　局
2009年　カールトン大学（カナ
　　　　ダ）神経科学研究所，
　　　　博士研究員
2010年　グルッポ・オトロジコ
　　　　（イタリア）臨床留学
2011年　福井県立病院耳鼻咽喉
　　　　科，医長
2014年　金沢大学耳鼻咽喉科・
　　　　頭頸部外科，助教
2021年　同大学附属病院研修医
　　　　専門医総合教育セン
　　　　ター，助教

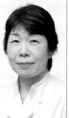

余田 敬子
（よだ　けいこ）
1989年　東京女子医科大学卒業
　　　　同大学医療センター
　　　　（現：東京女子医科大
　　　　学東医療センター）耳
　　　　鼻咽喉科入局
1991年　同，助手
1999年　埼玉県済生会栗橋病院
　　　　耳鼻咽喉科　科長
2004年　東京女子医科大学東医
　　　　療センター耳鼻咽喉
　　　　科，講師
2009年　同，准教授
2022年　同大学附属足立医療セ
　　　　ンター，准教授

木村 百合香
（きむら　ゆりか）
1998年　東京医科歯科大学卒業
　　　　同大学医学部附属病
　　　　院，研修医
1999年　東京都立大久保病院耳
　　　　鼻咽喉科
2002年　蓮田病院耳鼻咽喉科
2003年　東京都老人医療セン
　　　　ター耳鼻咽喉科
2010年　東京都健康長寿医療セ
　　　　ンター耳鼻咽喉科
2015年　昭和大学医学部耳鼻咽
　　　　喉科学講座，准教授
2017年　東京都保健医療公社荏
　　　　原病院耳鼻咽喉科，医
　　　　長

林 達哉
（はやし　たつや）
1986年　旭川医科大学卒業
　　　　同大学耳鼻咽喉科入局
1987年　北見赤十字病院耳鼻咽
　　　　喉科
1989年　旭川医科大学耳鼻咽喉
　　　　科，助手
　　　　旭川厚生病院耳鼻咽喉
　　　　科
1994〜96年　米国アーカンソー
　　　　州立医科大学留学
2001年　旭川医科大学耳鼻咽喉
　　　　科・頭頸部外科，講師
2006年　同，准教授
2016年　同大学頭頸部癌先端的
　　　　診断・治療学講座，特
　　　　任教授

編集企画／室野重之
福島県立医科大学教授

Monthly Book ENTONI　No. 266/2022. 1　目次

編集主幹／曾根三千彦　香取幸夫

【ENTONI® (エントーニ)】
ENTONIとは「ENT」(英語の ear, nose and throat：耳鼻咽喉科) にイタリア語の接尾辞 ONE の複数形を表す ONI をつけ，耳鼻咽喉科領域を専門とする人々を示す造語．

好評書籍

みみ・はな・のど

感染症への上手な
抗菌薬の使い方
ー知りたい、知っておきたい、知っておくべき使い方ー

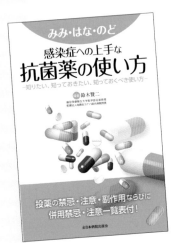

編集／鈴木 賢二

藤田保健衛生大学医学部名誉教授
医療法人尚徳会ヨナハ総合病院院長

B5判　136頁　定価 5,720 円（本体 5,200 円＋税）
2016 年 4 月発行

耳鼻咽喉科領域の主な感染症における抗菌薬の使用法について、使用にあたり考慮すべき点、疾患の概念、診断、治療等を交えながら、各分野のエキスパート達が詳しく解説！

<u>投薬の禁忌・注意・副作用</u>
<u>ならびに併用禁忌・注意一覧付き！！</u>

目　次

 全日本病院出版会　〒113-0033 東京都文京区本郷 3-16-4　Tel：03-5689-5989
www.zenniti.com　Fax：03-5689-8030

MB ENT, 266：1-6, 2022

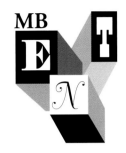

◆特集・知っておきたいみみ・はな・のどの感染症—診断・治療の実際—

みみ・はな・のどの感染症の ガイドラインを活用する

林　達哉*

Abstract　みみ・はな・のどの感染症のうち，急性中耳炎，急性鼻副鼻腔炎，急性扁桃炎に関連するガイドラインは国内外も含めて多数存在する．それぞれのガイドラインは薬剤耐性対策を目指すという理念を共有するが，様々な背景の違いによって具体的な診断，治療の手段に相違もみられる．

　各疾患の診療に共通する基本は，ウイルス性と細菌性感染を鑑別し，細菌性であることを抗菌薬治療の大前提とする点である．さらに，細菌性感染であっても自然治癒傾向を重視して，ある程度の重症例のみを抗菌薬投与の対象とするという考えも見受けられる．

　我々ユーザーは，日本の医療制度，原因菌の耐性状況，使用可能な医療資源，患者の価値観を総合的に勘案し，もっとも適したガイドラインを選択する必要がある．多くの場合，それは国内のガイドラインだが，海外のガイドラインの良いところを部分的に取り入れることが有用な場合もある．

Key words　ガイドライン(guideline)，急性中耳炎(acute otitis media)，急性鼻副鼻腔炎(acute rhinosinusitis)，急性扁桃炎(acute pharyngotonsillitis)，薬剤耐性対策アクションプラン(action plan on antimicrobial resistance)

はじめに

　急性中耳炎，急性鼻副鼻腔炎の診療ガイドラインは，耳鼻咽喉科医の日常診療への浸透度がある程度高いことが知られている．急性扁桃炎に関しては耳鼻咽喉科関連学会が作成を主導した診療ガイドラインは未だ存在しないが，様々な科にまたがる感染症であるため，数多くのガイドラインが存在する．それぞれの診療ガイドラインの共通点および相違点を理解することは，耳鼻咽喉科感染症診療の深い理解に直結し，様々な症例に幅広く対応する応用力の強化を促す．

様々な診療ガイドライン

　診療の指針として作成された文書には，診療ガイドライン，ガイド，提言など様々な名称のもの

が存在する[1~14]．本稿ではこれらを便宜的にガイドラインと総称することにする．

　それぞれの疾患に関するガイドラインを表1~3に示す．

　大きく分けると国内と海外，耳鼻咽喉科関連学会が作成主体であるものと，それ以外のガイドラインがある．ガイドラインではないが，薬剤耐性(antimicrobial；AMR)対策を目的に作成された抗微生物薬適正使用の手引き　第一版[15]および第二版[16]は，抗菌薬適正使用を目的に作成されており，ガイドラインに準じた位置づけとして扱うことができる．

各種ガイドラインの共通点

　急性中耳炎，急性鼻副鼻腔炎，急性扁桃炎などの感染症を対象とするガイドラインはすべて共通

*　Hayashi Tatsuya，〒078-8510　北海道旭川市緑が丘東2条1-1-1　旭川医科大学頭頸部癌先端的診断・治療学講座，特任教授

表 1. 急性中耳炎関連ガイドラインなど一覧

作成主体	名称	国	最新版発表年	特徴
日本耳科学会, 日本小児耳鼻咽喉科学会, 日本耳鼻咽喉科感染症・エアロゾル学会	小児急性中耳炎診療ガイドライン	日本	2018	・日本国内の耐性菌状況に対応 ・年齢・症状・所見スコアにて重症度を決定し, 重症度に応じた治療アルゴリズムを提供 ・軽症は抗菌薬非投与 ・AMPC が第一選択, 第3世代セフェム・フルオロキノロンなども選択薬として記載 ・抗菌薬以外の治療オプションとして鼓膜切開を推奨
AAP	The diagnosis and management of acute otitis media	米国	2013	※日本のガイドラインと構造は異なるが年齢・症状・鼓膜所見で抗菌薬投与の可否を決める基本コンセプトは共通 ・2013年版から診断に一定以上の鼓膜所見を必須化 ・低年齢と両側罹患例, 重症度(症状で決定)により抗菌薬投与を決定 ・AMPC が第一選択, CVA/AMPC も選択薬
NICE	NICE guideline. Otitis media(acute): antimicrobial prescribing	英国	2018	※抗菌薬を極力使用しないための指針 ・プライマリケア医が利用対象 ・診断の詳細に関する記述がない ・AMPC が第一選択, CVA/AMPC も選択薬
JAID/JSC	JAID/JSC 感染症治療ガイド	日本	2019	・小児のみならず成人の急性中耳炎診療の指針も提供 ・小児の部分は日本耳科学会版に準じる

AAP：American Academy of Pediatrics(米国小児科学会), NICE：National Institution of Health and Care Excellence(英国国立医療技術評価機構), JAID/JSC：日本感染症学会/日本化学療法学会, AMPC：アモキシシリン, CVA/AMPC：クラブラン酸アモキシシリン

の理念をもって作成されている.

それは, 不要な抗菌薬使用の抑制による耐性菌対策(AMR 対策)である. そして, この共通の目的を実現するための手段も以下の如く共有している.

① ウイルス性か細菌性かを鑑別する.

② 抗菌薬治療の対象は細菌性感染のみとする.

③ 抗菌薬の治療効果(benefit)が, 副作用などの患者が被る不利益(harm, risk)を上回る時のみ抗菌薬を投与する.

④ 治療効果が高く, 耐性菌リスクの少ない抗菌薬を選択する.

各種ガイドラインの相違点

各種ガイドラインは作成の背景によって細部は異なることも多い. 以下の代表的な背景の違いを理解することで, 疾患に対する理解が深まり, 良い部分を自身の診療に取り入れることも可能となる.

1. 原因菌の耐性状況の違い

急性中耳炎や急性鼻副鼻腔炎の原因菌であるインフルエンザ菌の耐性株は日本と海外で様相を異にする. 欧米では β ラクタマーゼ産生株である BLPAR(β-lactamase producing ampicillin resistant)が, 日本では非産生株である BLNAR(β-lactamase non-producing ampicillin resistant)が耐性株の主体をなすという違いがある. 各原因菌に対する特定の抗菌薬の感受性も地域差が大きいことがある.

2. 医療保険制度を含む医療制度の違い

医療保険制度の違いにより, 例えば日本では米国に比べて医療へのアクセスが容易であり, その結果, 外来患者数も多い. また, 耳鼻咽喉科などのスペシャリストがプライマリ・ケアも担っている点も欧米と大きく異なる点である. 良い, 悪いではなく, この違いを理解するとガイドラインの違いも理解しやすくなる.

3. 使用可能な医療資源の違い

使用可能な抗菌薬が異なることは稀ではない.

4. 患者の価値観の違い

歴史に根ざす文化, 地域や時代, さらには教育・啓発によって変化しうる部分である. しかし, これも各種ガイドラインの違いを生み出す要因の一つとして重要である.

5. 成作目的の違い

抗微生物薬適正使用の手引き[15)16)]は, 政府の薬

表 2. 急性鼻副鼻腔炎関連のガイドラインなど一覧

成作主体	名称	国	最新版発表年	特徴
日本鼻科学会	急性鼻副鼻腔炎診療ガイドライン2010年版追補版	日本	2014	・小児と成人が対象 ・症状・鼻内所見で重症度を決定 ・重症度に応じた治療アルゴリズムを提供 ・軽症例には抗菌薬を投与しない ・第一選択はAMPC，その他第3世代セフェムにフルオロキノロン（成人のみ）
AAP	Clinical practice guideline for the diagnosis and management of acute bacterial sinusitis in children aged 1 to 18 years	米国	2013	・対象は1〜18歳 ・細菌性の診断：10-day mark，double worsening，重症（39℃以上の発熱かつ少なくとも3日連続する膿性鼻漏） ・10-day markのみでは抗菌薬投与か3日間さらに経過観察を選択可能 ・第一選択はAMPCあるいはCVA/AMPC ・第二選択として第3世代セフェム，フルオロキノロンを含む記述あり ※X線単純写真は細菌性の証明にはならないので撮影しないことを推奨
AAO-HNS	Clinical practice guideline(update)：adult sinusitis	米国	2015	・成人が対象 ・細菌性の診断：10-day mark, double worsening ・第一選択はAMPCあるいはCVA/AMPC ・第二選択として第3世代セフェム，フルオロキノロンを含む記述あり ※X線単純写真は細菌性の証明にはならないので撮影しないことを推奨
IDSA	IDSA clinical practice guideline for acute bacterial rhinosinusitis in children and adults	米国	2012	・小児と成人が対象 ・細菌性の診断，10-day mark，重症（39℃以上の発熱かつ少なくとも3〜4日連続する膿性鼻漏），悪化が続くあるいはdouble worsening ・第一選択はCVA/AMPC
NICE	NICE guideline. Sinusitis(acute)：antimicrobial prescribing	英国	2017	※抗菌薬を極力使用しないための指針 ・プライマリケア医が利用対象 ・細菌性の診断：10-day mark ・10-day markのみならさらに3日間抗菌薬非投与あるいは症状増悪時用に処方，全身状態不良や重症あるいはハイリスク合併症があればただちに抗菌薬投与 ・AMPCが第一選択，CVA/AMPCも選択薬
日本感染症学会，日本化学療法学会	JAID/JSC感染症治療ガイド	日本	2019	・小児と成人を対象 ・細菌性の診断：小児のみ10-day mark，症状が重症（39℃以上の発熱と3日以上続く膿性鼻汁），double worsening ・成人の診断は鼻科学会版と同様 ・第一選択はAMPC ・第3世代セフェム，フルオロキノロン（成人のみ）も選択肢
日本感染症学会	気道感染症の抗菌薬適正使用に関する提言	日本	2019	・小児と成人を対象 ・細菌性の診断：小児のみ10-day mark，重症（39℃以上の発熱と3日以上続く膿性鼻汁），③ double worsening ・小児成人ともに鼻科学会版と同様重症度を考慮 ・第一選択はAMPC ・第3世代セフェム，フルオロキノロン（成人のみ）も選択肢

AAO-HNS；American Academy of Otolaryngology-Head and Neck Surgery（米国耳鼻咽喉科・頭頸部外科学会），ISDA；Infectious Diseases Society of America（米国感染症学会）

剤耐性（AMR）対策アクションプランが設定した目標を達成するために作成された．したがって，AMR対策に軸足を置いた記述が中心となっている．手引き第二版において，急性中耳炎の治療失敗例に関する記述を認める．そこには，BLNARの影響と学会のガイドラインの参照を促す言及はあるが，第3世代セフェムやフルオロキノロンに対する直接の言及は避けられている．作成者の苦労が偲ばれる部分である．

日本感染症学会気道感染症抗菌薬適正使用委員会による気道感染症の抗菌薬適正使用に関する提言は，様々な気道感染症に対して，抗微生物薬適正使用の手引きが扱うことができなかった部分に光を当てることを目的に作成された．具体的に

表 3. 急性扁桃炎のガイドラインなど一覧

成作主体	名称	国	最新版発表年	特徴
IDSA	Clinical practice guideline for the diagnosis and management of group A streptococcal pharyngitis：2012 update by the Infectious Diseases Society of America	米国	2012	・小児と成人が対象 ・流行状況および症状所見が前提，迅速抗原テストか細菌培養検査陽性で抗菌薬 ・第一選択は PCV か AMPC を 10 日間
NICE	NICE guideline. Sore throat (acute)：antimicrobial prescribing	英国	2018	※抗菌薬を極力使用しないための指針 ・プライマリケア医が利用対象 ・小児と成人が対象 ・FeverPAIN スコア 4 点以上 あるいは Centor スコア 3 点以上で抗菌薬 ・迅速抗原テスト，細菌培養検査は実施しない ・第一選択は PCV を 5〜10 日間
日本感染症学会，日本化学療法学会	JAID/JSC 感染症治療ガイド	日本	2019	・小児と成人が対象 ・溶連菌の同定：小児は McIsaac スコアと迅速抗原テスト，成人は重症度スコアと迅速抗原テスト，小児・成人とも細菌培養検査も推奨 ・第一選択は AMPC 10 日間 ・その他，第 3 世代セフェムやフルオロキノロン（成人のみ）5 日間
日本小児呼吸器学会・日本小児感染症学会	小児呼吸器感染症診療ガイドライン 2017	日本	2017	・小児が対象 ・迅速抗原テストか細菌培養陽性で抗菌薬 ・第一選択は AMPC 10 日間 ・その他，第 1 世代セフェム 10 日間，第 3 世代セフェム 5 日間
日本感染症学会	気道感染症の抗菌薬適正使用に関する提言	日本	2019	・小児と成人が対象 ・Centor/McIsaac スコア（小児と成人），重症度分類（成人）を参考にして迅速抗原テストか細菌培養陽性で抗菌薬 ・第一選択は AMPC 10 日間 ・その他，第 3 世代セフェム，第 1 世代セフェム（成人のみ），フルオロキノロン（成人のみ）5 日間

PCV：penicillin V（フェノキシメチルペニシリン）

は，日常診療での使用しやすさを重視し，結果として，手引きで取り上げられた第一選択薬のみならず，他の選択肢も数多く例示されている．使用者に対して，抗菌薬選択に対するより深い理解を要求しているともいえる．

ガイドラインを理解するための用語集

ガイドラインを理解するうえで助けとなる基本的な用語を記す．

1．10-day mark

急性副鼻腔炎においてウイルス性と細菌性を鑑別する手段．発症から 10 日以上，一度も改善をみることなく症状が持続する場合に細菌感染と診断する．

2．Double worsening

10-day mark と同様，急性副鼻腔炎においてウイルス性と細菌性を鑑別する手段．発症 7〜10 日以内に，一度改善した症状が再び悪化した場合に細菌感染と診断する．

3．Centor スコアと McIsaac スコア

どちらも急性扁桃炎が溶連菌（以下，GAS）感染であると診断するための目安として用いられる．Centor の基準では，38℃以上の発熱，咳がない，圧痛を伴う前頸部リンパ節腫大，白苔を伴う扁桃炎があればそれぞれ 1 点とし，これに，3〜14 歳で 1 点，15〜44 歳は 0 点，45 歳以上では-1 点とする年齢補正を加えたものが，McIsaac の基準である．GAS 感染の確率は Centor の基準 4 点以上で 51〜53%，McIsaac の基準 4〜5 点で 38〜63% とされ，報告によりばらつきはあるが，感度は決して高くない．

4．FeverPAIN スコア

直近 24 時間の発熱(Fever)，膿性白苔(Puru-lence)，発症 3 日以内の受診(Attend rapidly)，強い炎症(Severe Inflamed tonsils)，咳・鼻水など風邪症状がない(No cough or coryza)を満たせばそれぞれ 1 点とする．PAIN は疼痛ではないことに注意．合計 4〜5 点で GAS 検出率は 62〜65％とされる．

まとめ(ガイドライン活用のポイント)

1．急性中耳炎

本邦および米国のガイドラインから，症状のみならず，鼓膜所見を適切に評価することが，細菌性の鑑別に直結することがわかる．第一選択抗菌薬は AMPC，第二選択以降は原因菌の耐性状況を考慮して，小児急性中耳炎診療ガイドライン 2018 年版[1]に基づいた選択が望ましい．

2．急性鼻副鼻腔炎

症状と所見(膿性鼻汁など)のみではウイルス性と細菌性の鑑別はできないことを前提にしたガイドラインが多数を占める．10-day mark や double worsening と本邦の重症度を組み合わせた考え方が役に立つと考えられる．第一選択抗菌薬は AMPC，第二選択以降は原因菌の耐性状況を考慮して，鼻科学会のガイドライン[6]を参照するのがよい．

3．急性扁桃炎

ほとんどのガイドラインは GAS 感染のみを抗菌薬治療のターゲットとしている．GAS は原因菌で最多であり，リウマチ熱や急性糸球体腎炎などの非化膿性後遺症や扁桃周囲膿瘍など化膿性合併症の原因となるばかりでなく，扁桃炎の炎症そのものが強いことによる．

ウイルス性と GAS 扁桃炎は症状，所見のみによる鑑別が難しいため，のどが痛い，のどが赤いだけで抗菌薬を投与することは避けなければならない．本邦の医療環境を考慮すれば，迅速抗原テストを積極的に利用すべきである．ただし，保菌のみの例もあるため，流行状況や症状が前提とな

ることをガイドラインで確認したい．また，症状が激烈であることから，成人の場合は重症度の活用も現実的である．AMPC の 10 日間投与が基本であるが，セファロスポリンの 5 日間投与でも同等の効果が報告されている．いずれも耐性株の報告はないが，マクロライドおよび一部のフルオロキノロンには耐性株がみられる点に注意する．耳鼻咽喉科関連学会からの診療ガイドラインが存在しない現状では，気道感染症の抗菌薬適正使用に関する提言[11]のアルゴリズムを診断・治療の参考としたい．

文 献

1) 日本耳科学会，日本小児耳鼻咽喉科学会，日本耳鼻咽喉科感染症・エアロゾル学会(編)：小児急性中耳炎診療ガイドライン 2018 年版．金原出版，2018.
   Summary 耳鼻咽喉科感染症領域のパイオニア的ガイドライン．2006 年版から数えて第 4 版目に相当する．

2) Hayashi T, Kitamura K, Hashimoto S, et al：Clinical practice guidelines for the diagnosis and management of acute otitis media in children-2018 update. Auris Nasus Larynx, 47：493-526, 2020.

3) Lieberthal AS, Carroll AE, Chonmaitree T, et al：The diagnosis and management of acute otitis media. Pediatrics, 131：e964-e999, 2013.
   Summary 2004 年版の反省から診断に耳鏡所見を必須とした．鼓膜膨隆や耳漏を重視している点は日本のガイドラインと同じ．

4) NICE National Institute for Health and Care Excellence：Otitis mdia(acute)：antimmicrobial prescribing. NICE guideline 91, 2018. https://www.nice.org.uk/guidance/ng91
   Summary プライマリ・ケア医が主な利用者．他の疾患も含めて限られた医療資源で診断し，できるだけ抗菌薬を使用しない方針を貫く．

5) JAID/JSC 感染症ガイド・ガイドライン作成委員会(編)：JAID/JSC 感染症治療ガイド．ライフ・サイエンス，2019.

6) 日本鼻科学会(編)：急性鼻副鼻腔炎診療ガイドライン 2010 年版(追補版)．日鼻誌，53：103-160, 2014.

Summary 症状と所見に基づく重症度を重視した抗菌薬選択が特徴.

7) Wald ER, Applegate KE, Bordley C, et al：Clinical practice guideline for the diagnosis and management of acute bacterial sinusitis in children aged 1 to 18 years. Pediatrics, **132**：e262-e280, 2013.

8) Rosenfeld RM, Piccirillo JF, Chandrasekhar SS, et al：Clinical practice guideline(update)：adult sinusitis. Otolaryngol Head Neck Surg, **152**：S1-S39, 2015.

9) Chow AW, Benninger MS, Brook I, et al：IDSA clinical practice guideline for acute bacterial rhinosinusitis in children and adults. Clin Infect Dis, **54**：e72-e112, 2012.
Summary 細菌性の鑑別に 10-day mark, double worsening のみならず，臨床的重症度を組み入れている.

10) NICE National Institute for Health and Care Excellence： Sinusitis(acute) ： antimicrobial prescribing. NICE guideline 79, 2017. https://www.nice.org.uk/guidance/ng79

11) 日本感染症学会気道感染症抗菌薬適正使用委員会：気道感染症の抗菌薬適正使用に関する提言. 感染症学雑誌, **93**：623-642, 2019.

Summary 各国のガイドラインを参考にしたうえで日本の抗菌薬処方の現実を考慮した様々な選択肢を提供.

12) Shulman ST, Bisno AL, Clegg HW, et al：Clinical practice guideline for the diagnosis and management of group A streptococcal pharyngitis：2012 update by the Infectious Diseases Society of America. Clin Infect Dis, **55**：e86-e102, 2012.
Summary 迅速抗原診断テストと細菌培養に基づく診断と AMPC を中心とした治療は日本での活用が十分可能.

13) NICE National Institute for Health and Care Excellence：Sore throat(acute)：antimicrobial prescribing. NICE guideline 84, 2018. https://www.nice.org.uk/guidance/ng84

14) 小児呼吸器感染症診療ガイドライン作成委員会：小児呼吸器感染症診療ガイドライン. 協和企画, 2017.

15) 厚生労働省健康局結核感染症課：抗微生物薬適正使用の手引き 第一版, 2017. https://www.mhlw.go.jp/file/06-Seisakujouhou-10900000-Kenkoukyoku/0000166612.pdf

16) 厚生労働省健康局結核感染症課：抗微生物薬適正使用の手引き 第二版, 2019. https://www.mhlw.go.jp/content/10900000/000573655.pdf

MB ENT, 266：7-14, 2022

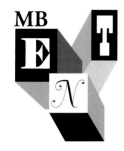

◆特集・知っておきたいみみ・はな・のどの感染症─診断・治療の実際─

知っておくべき「みみ」の感染症

物部寛子*

Abstract 小児では免疫や耳管の構造などから上気道炎に続発し急性中耳炎を起こすことが多く，成人では乳突蜂巣の発育・含気化不全を元にした慢性中耳炎が主体である．そこで，小児では急性中耳炎としてウイルスと細菌感染に分け，成人では慢性中耳炎として細菌感染と時に難治例を経験する真菌感染について述べた．

当院での小児急性中耳炎の検討では，細菌感染を認めた症例の55%は細菌のみの分離，45%は呼吸器ウイルスゲノムも同時に検出され，ウイルスゲノムでは RSV をもっとも多く認めた．小児急性中耳炎での細菌感染に関しては全国規模のサーベイランスの結果から，*S. pnuemoniae* が減少し，*H. influenzae* が増加，また *S. pneumoniae* の薬剤耐性株が減少しており，肺炎球菌結合型ワクチン導入による影響や抗菌薬の選択に対する意識の変化の影響が考えられている．真菌症は基本的には局所清掃と外用抗真菌薬の局所治療が推奨されるが，難治例では抗真菌薬の全身投与も考慮される．

Key words 急性中耳炎(acute otitis media)，呼吸器ウイルス(respiratory virus)，起因菌(bacterial prevalence)，慢性中耳炎(chronic otitis media)，耳真菌症(middle ear mycosis)

感染症として中耳炎を考える時に，小児と成人では成因が異なることが多い．すなわち，小児では未熟な免疫機構や耳管の構造，成人とは異なる上咽頭常在菌の構成から上気道炎に続発し急性中耳炎を起こすことが多く[1]，成人では主に小児期の中耳炎罹患による乳突蜂巣の発育・含気化不全を元にした慢性中耳炎が主体であり，糖尿病や免疫不全に合併した真菌感染がこれに加わる．

疾患の罹患数としては，厚生労働省による2017年の患者調査(疾病分類編)[2]によれば，中耳炎(慢性中耳炎，急性中耳炎，滲出性中耳炎すべてを含む)の1日あたりの推計患者数は外来37,000人，入院300人と1987年と比較すると外来は1/3，入院は1/5と減少している．入院日数の数値には入院日数の短期化も関係していると考えられるが，抗菌薬の開発や小児急性中耳炎診療ガイドラインの普及，肺炎球菌ワクチンの整備などによる小児

の急性中耳炎症例の難治化の減少を防ぐ早期治療と適切な治療戦略の確立が，慢性中耳炎症例数の減少に寄与しているものと思われる[3]．

小児急性中耳炎

中耳腔は大部分が骨組織に囲まれた数少ない無菌的な領域と考えられており，外耳道においては鼓膜を介して外界と隔てられ，唯一咽頭と耳管を介して交通を持つ．中耳炎を発症する場合，鼻咽腔に侵入，定着，増殖したウイルスや細菌が耳管を通じて中耳腔に侵入，増殖し炎症を起こすと考えられている．

実際に急性中耳炎の多くは上気道感染に続発し，鼻汁や咳，熱発などの上気道感染症状を伴うことが多く，急性中耳炎は上気道炎の合併症と考えられている[4]．

* Monobe Hiroko，〒150-8935 東京都渋谷区広尾4-1-22　日本赤十字社医療センター耳鼻咽喉科，部長

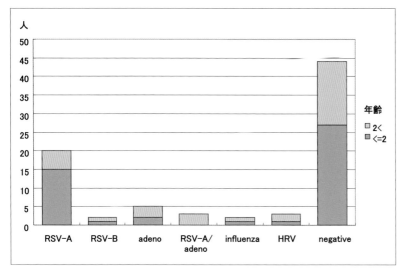

図 1.
年齢別にみた中耳貯留液中の呼吸器ウイルスゲノム
RSV-A；respiratory syncytial virus type A, RSV-B；respiratory syncytial virus type B, adeno；adenovirus, influenza；influenza virus(H3N3), HRV；human rhinovirus, negative；ウイルスゲノムが検出されなかった
(文献 6 より)

1. ウイルス

1999～2001 年の 10～3 月の冬季に日本赤十字社医療センター耳鼻咽喉科を受診した 5 ヶ月～6 歳までの 79 人(男児 41 人, 女児 38 人)に対し, multiplex-nested reverse transcriptase polymerase chain reaction(multiplex-nested RT-PCR)[5]を用い, 中耳貯留液検体より influenza virus type A(H1N1, H3N2), type B, respiratory syncytial virus(RSV)type A, B, parainfluenza virus type 1, 2, 3, human rhinovirus, adenovirus を検出した[6]. この検討では 36 耳(46%)で呼吸器ウイルスゲノムを認め, このうち, もっとも多く認めた呼吸器ウイルスゲノムは RSV type A 23 耳(64%)であり, 続いて adenovirus 9 耳(25%), human rhinovirus 3 耳(8%), RSV type B 2 耳(6%), influenza type A(H3N2)を 2 耳(6%)で認めた. また, adenovirus, RSA-V の混合感染を 3 耳認めた.

生後 6 ヶ月頃より 2 歳までは抗体産生が低く, 上気道炎感染に罹患しやすい時期であり[7], 2 歳以下の低年齢と 2 歳超過の年齢で区別した呼吸器ウイルスゲノムの検出状況を図 1 に示した. RSV type A の感染をもっとも多く認め, 23 耳中 15 耳(65%)は 2 歳以下の低年齢であった. RSV は低年齢の児での下気道感染と同様に小児急性中耳炎を起こすウイルスの中でもっとも多いと報告される[8]～[10]. RSV がもっとも多く中耳貯留液から検出

される理由は明らかではないが[8], RSV 感染症は母体移行抗体の存在する乳児期早期にも感染が成立し発症すること, 生後 1 歳までに半数以上が, 2 歳までにほぼ 100% が初感染を受け, RSV に対する免疫は長期に持続するものではなく, 多くの児が再感染を繰り返す[8][11]こともその一因と考えられている.

また, これらのウイルス感染は耳管や中耳粘膜への直接的な影響だけではなく, 細菌の上皮細胞への接着, 増殖, 組織への侵入を容易にすることが実験的に示されている[12][13].

前述の当院での小児急性中耳炎の検討[6]では 79 耳中 53 耳(67%)において細菌培養で何らかの菌の分離を認めており, うち 29 耳(55%)は細菌のみの分離, 24 耳(45%)は呼吸器ウイルスゲノムも同時に検出された. 細菌の分離を認めた 56 耳中 Streptococcus pneumoniae(S. pneumoniae)を 20 耳(36%), Haemophilus influenae(H. influenzae)を 13 耳(23%), Moraxella catarrhalis(M. catarrhalis)を 4 耳(7%)で認めた(図 2).

このような polymicroorganisms の状態が急性中耳炎の難治化や重症化に関与している可能性が指摘されている[14].

しかし, 中耳から RSV などのウイルスを検出するのは病態を知るためには有用であるが, 中耳からウイルスが検出された中耳炎で細菌が分離される症例は多く[14], また昨今の COVID-19 感染症

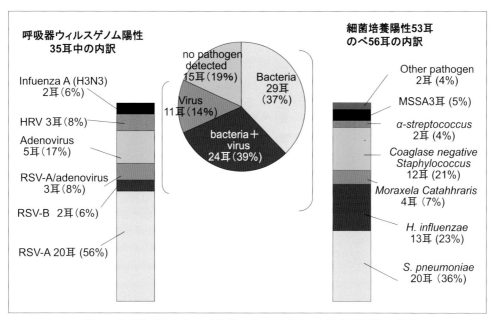

図 2. 中耳貯留液からの呼吸器ウイルスゲノムの検出と細菌の分離

RSV-A：respiratory syncytial virus type A，RSV-B：respiratory syncytial virus type B，HRV：human rhinovirus，MSSA：meticillin susceptible *S. aureus*，other pathogens；α-streptooccus 1 例，*S. pyogenes* 1 例

＊細菌検査では *S. pnemoniae* ＋ *H. influenzae* 1 例，*S. pnemoniae* ＋ *M. catarrhalis* 1 例，*S. pnemoniae* ＋ *H. influenzae* 1 例が含まれる

（文献 6 より）

で経験するように分子生物学的なウイルスの検出の有無が必ずしも臨床的な感染の有無と同等の意味をなさないこともあり，したがって抗菌薬を使用するかどうかは，診療ガイドライン[15]のように重症度で判断することで良いと思われる[14]。

2．細菌感染

1994 年から行われている耳鼻咽喉科領域における全国規模のサーベイランスでは，*S. pneumoniae* は 2007 年までの第 4 回サーベイランスまでは増加傾向であったが，第 5 回サーベイランスから減少に転じ，第 6 回サーベイランスでは 10.1％と減少し，一方 *H. influenzae* は増加傾向である（図 3）[16)17)]。特に 0 歳，1 歳児では *H. influenzae* の検出率がそれぞれ 46.3，40.9％と極めて高く，年齢が上がると 20〜30％と減少している[16]。これは，肺炎球菌結合型ワクチン導入の影響と考えられている[17]。

薬剤感受性に関しては，*S. pneumoniae* は 1994 年の第 1 回サーベイランスでは PRSP14.3％，PISP36.1％と耐性菌は 50.4％を占めたが（過去との比較のため旧基準使用，PSSP（penicillin susuceptible *S. pneumoniae*）：PCG の MIC（minimal inhibitory concentration）≦00.6 μg/mL，PISP（penicillin intermediate *S. pneumoniae*）：PCG の MIC＝0.125〜1 μg/mL，PRSP（penicillin resistant *S. pneumoniae*）：PCG の MIC≧2 μg/mL），その後 1998 年をピークに徐々に減少し，第 6 回サーベイランスでは PRSP 5.7％，PISP 28.4％となっている（図 4）[16)17)]。これは，AMPC を第一選択薬とするペニシリン系薬の選択に対する意識が高まっていることと，肺炎球菌結合型ワクチン導入による影響が考えられる[17]。*S. pneumoniae* に対する主要薬剤の MIC50，MIC90 の検討では，経口薬では TBPM-PI，STFX，GRNX がいずれも ≦0.06 μg/mL ともっとも優れており，ついで TFLX 0.25 μg/mL，CDTR-PI，FRPM 0.5 μg/mL と続いた[16]。注射薬では PAPM/BP が ≦0.06 μg/mL ともっとも優れており，CMX，MEPM，VCM も良好であった[16]。

H. influenzae 耐性菌は 1998 年の第 2 回から第

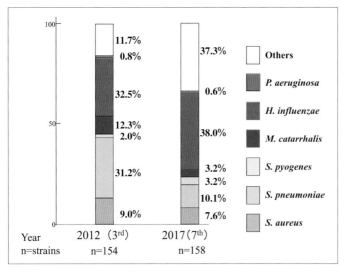

図 3.
6歳以下の小児急性中耳炎における検出菌の
年次推移
H. influenzae をもっとも多く認め，2012年は
32.5％であったが，2017年では38％と増加
傾向を認める．*S. pneumoniae* と *M. catarrh-
alis* は近年減少傾向である．
（文献 17 より）

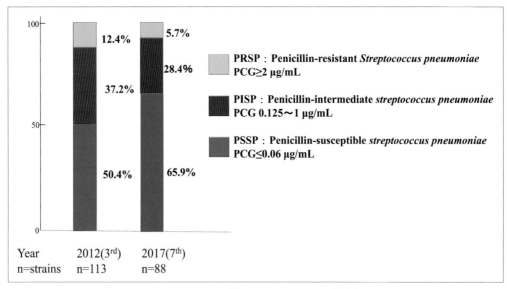

図 4．ペニシリン耐性 *S. pneumoniae* の年次推移
PISP，PRSP は 2003 年をピークにその後減少傾向にある
（文献 17 より）

5回サーベイランスまで増加しており，特に
BLNAR（β-lactamase negative, ampicillin resis-
tant strains of *H. influenzae*：ABPC の MIC≧4
μg/mL）の増加が目立ち，年齢別にみると *S.
pneumoniae* 同様，耐性 *H. influenzae* は5歳以下
に多い[16]．ABPC 耐性 *H. influenzae* の年次推移を
図5に示す．第6回サーベイランスでの主要薬剤
の *H. influenzae* に対する MIC50，MIC90 の検討
では，経口薬では CDTR-PI やキノロン薬が良好
な MIC を示し，注射薬では PIPC とその合剤，
CMX，CTRX，MEPM が良好な MIC を示した[16]．

慢性中耳炎

慢性中耳炎の起因菌に関して，前述の第6回
サーベイランスから *S. aureus* が48.9％と外耳道
からの混入菌であることは否定できないが，*S.
aureus*，続いて *P. aeruginosa*（4.5％）が慢性中耳
炎の重要な起因菌であることが示され，*S. pneu-
moniae* と *H. influenzae* はほとんど検出されず，
CNS，Corynebacterium，*S. epidermidis* など[18]
種々雑多な菌が検出され急性中耳炎とは極めて異
なった検出内容となっている[16]．慢性中耳炎急性

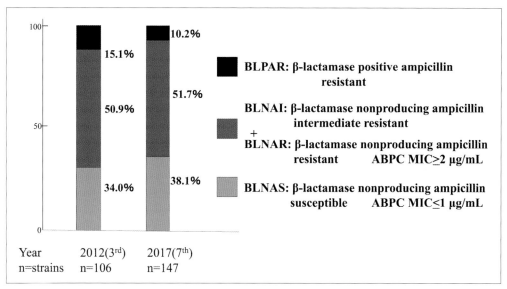

図 5. ABPC 耐性 *H. inflienzae* の年次推移
耐性菌は 2012 年までは増加していたが，2020 年のサーベイランスで減少に転じた．
2012 年以降
BLPAR：*β*-lactamase producing ABPC resistant strain
BLNAR：*β*-lactamase negative ABPC resistant strain：ABPC MIC≧4 *μ*g/mL
BLNAI：*β*-lactamase negative ABPC-intermesiate resistant strain：ABPC MIC=2 *μ*g/mL
BLNAS：*β*-lactamase negative ABPC susceptible strain：ABPC MIC≦1 *μ*g/mL
（文献 17 より）

増悪例においては，耳漏の細菌検査結果がわかる前であれば，*S. aureus* や *P. aeruginosa* を想定して抗菌薬を選択することが必要である[18]．薬剤感受性に関しては，*S. aureus* 株は ABPC に対して80.6％が耐性を示し，ニューキノロン系薬 LVFX37.9％，マクロライド系薬 AZM，CAM では51.7％，セフェム系薬では CFPM：44.8％，CDTR：31％，MINO3.4％と MINO 以外の抗菌薬に対する耐性が高率であったと報告される[18]．また，*P. aeruginosa* に対して現在は唯一ニューキノロン系が効果を期待できるが，韓国では *P. aeruginosa* のニューキノロン耐性化が進んでおり，今後本邦でも耐性化が進むと予想されている[18]．

抗菌薬を含有する点耳薬は，経口投与された場合に比べて 100 倍以上の高い局所濃度が得られるとされ，粘膜移行が良好でかつ耳毒性のないオフロキサシン耳科用液（タリビッド耳科用液®），ロメフロキサシン耳科用液（ロメフロン耳科用液®）がよく使用される．いずれもグラム陽性球菌からグラム陰性桿菌までの広い抗菌スペクトラムを有

しており，高い MIC を示す *P. aeruginoza* に対しても経口薬よりも奏効することが多い[19]．

1．真　菌

真菌は外耳道の常在菌であり，外耳道真菌症の場合はもちろんであるが，中耳炎性疾患罹患耳の耳漏から真菌が検出される場合でも，そのほとんどは外耳道に常在する真菌が外耳道皮膚へ感染したもの，あるいは炎症を起こした中耳粘膜や耳漏からの二次性感染と考えてよい[20]．耳真菌症 113耳の検査結果からは，最多がアスペルギルス属（A）で約 80％を占め，中でも黄色の *Aspergillus terreus* が全体の半数近くで，次いで黒色の *A. niger*，白色の *A. flavus* がそれぞれ 16％，13％にみられ，アスペルギルス属に続いてカンジダ属が16％にみられ，この 2 種類が耳真菌症の原因真菌の 97％を占めていたとされる[21]．

その診断は培養によるが，培養以外にもおおよその判断はつきやすく，手術用顕微鏡下に耳漏や湿潤した痂疲の上に粉を点状に散布したような分生子頭を認めればほぼアスペルギルス属の増殖と診断でき，黄色ければ *A. terreus* が，黒褐色なら

表 1. 各種抗真菌薬（全身投与用）の真菌種別抗真菌活性

真菌種	AMPH	MCZ	FLCZ	ITCZ	VRCZ	MCFZ CPFG	5FC
C. albicans	◎	○	◎	◎	◎	◎	○
non-albicans candida sp.	◎	○	△	○	◎	◎	△
Cryptococcus sp.	◎	△	◎	○	◎	×	○
Aspergillus sp.	◎	○	×	◎	◎	◎	△
Trichosporon sp.	○	×	○	○	◎	×	×
Fusarium sp.	○	×	×	×	○	×	×
Mucor	○	×	×	△	×	×	×

AMPH：アムホテリシン，MCZ：ミコナゾール，FLCZ：フルコナゾール，ITCZ：イトラコナゾール，VRCZ：ボリコナゾール，MCFZ：ミカファンギン，CPFG：カスポファンギン，5FC：フルシトシン
◎：良好な活性，○：活性あり，△：一部で活性，×：活性なし

（文献 26 より）

A. Nigar が，白い粉なら *A. flavus* が考えられる[20]．一方，カンジダ属では一般に分生子頭を形成しないため，耳漏の直接検鏡や培養が必要である[14]．

耳真菌症は一般に表在性真菌症と考えられるため，その治療は基本的には局所清掃と外用抗真菌薬の局所治療が推奨される[20)22]．局所治療では，抗真菌薬の他にオキシフル（2～3 倍に希釈）や外耳道真菌症であればブロー液[23]の使用も有効である[24]．ただし，このブロー液は強酸性であるため，中耳への投与は禁忌と考えるべきである[20]．

外用抗真菌薬について Tom[25]は，クロトリマゾール，ミコナゾール，ナイスタチン，トルナフタートの 4 剤についてその内耳毒性を *in vivo* で検討した結果，ナイスタチン以外は明らかな内耳毒性はないと報告している．しかし，一般に耳に対して薬剤治療を行う際には，これまで検討が行われていない薬物も多く，あらゆる薬物で内耳毒性の可能性を考え，鼓膜穿孔がある場合には中耳へ薬剤が到達しないように注意が必要である[20]．

全身投与用抗真菌薬としては 1993 年に導入されたイトラコナゾール（ITCZ）はアスペルギルスに対して高い活性を有するものの，従来はカプセル剤型のみであり，胃粘膜からの吸収の不安定さから深在性真菌症の治療に十分な血中濃度に到達しない欠点が指摘されていた．2002 年に使用可能となったミカファンギン（MCFG）はカンジダ属とアスペルギルス属以外の真菌には治療効果は期待できないが，ヒトには存在しない β-D-グルカン

合成酵素阻害を作用機序とし，副作用や相互作用の少ない薬剤と認識されている．また，2005 年にはボリコナゾール（VRCZ）が臨床応用可能となり，様々なガイドラインで侵襲性アスペルギルス症（invasive aspergillosis；IA）に対する第一選択薬として推奨され[26]，耳鼻咽喉科領域の中では侵襲性副鼻腔アスペルギルス症に対し使用経験がある施設も多いことと思う．薬剤別の抗真菌活性を表 1 に示した．当科でも，後天性免疫不全症例での慢性中耳炎に伴うアスペルギルス真菌症を経験した（図 6）．抗真菌薬外用やオキシフルを使用した局所処置に抵抗し，VRCZ 内服にて耳漏は軽快したがツチ骨や鼓室，外耳道の骨露出が残存し，鼓室形成術を施行した．VRCZ 内服中はモニタリング（TDM）を行ったが，副作用と思われる幻覚（精神神経系有害事象）[26]が出現し内服を中止した経緯があり，その副作用には注意が必要と思われた．

参考文献

1) Sanyal MA, Henderson FW, Stempel EC, et al：Effect of upper respiratory tract infection on eustachian tube ventilatory function in the preschool child. J Pediatr, 97：11-15, 1980.
2) 厚生労働省 平成 29 年 患者調査 傷病分類編：https://www.mhlw.go.jp/toukei/saikin/hw/kanja/10syoubyo/dl/h29syobyo.pdf
3) 木村百合香：《耳領域》慢性中耳炎．耳喉頭頸, 89：410-413, 2017.

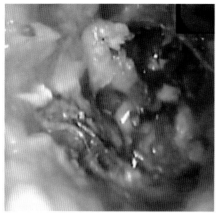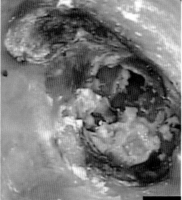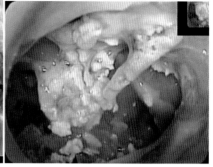

a│b│c 　　　　図 6. 後天性免疫不全症例での慢性中耳炎に伴うアスペルギルス真菌症（右耳）
　　 a：初診時．前医からの局所清掃と外用抗真菌薬の局所治療にても耳漏は軽快しなかった
　　 b：VRCZ 使用 3 ヶ月後．耳漏は軽快し，外耳道やツチ骨，キヌタ骨，岬角の粘膜欠損（骨露出）が残存した
　　 c：VRCZ 使用 5 ヶ月後．ツチ骨，岬角，外耳道の骨露出は軽快したが一部残存している

4) Heikkinen T, Chonmaitree T：Importance of respiratory viruses in acute otitis media. Clin Microbiol Rev, **16**：230-241, 2003.

5) Ishibashi T, Monobe H, Nomura Y, et al：Multiplex nested reverse transcription-polymerase chain reaction for respiratory viruses in acute otitis media. Ann Otol Rhinol Laryngol, **112**：252-257, 2003.

6) Monobe H, Ishibashi T, Nomura Y, et al：Role of respiratory viruses in children with acute otitis media. Int J Pediatr Otorhinolaryngol, **67**：801-806, 2003.

7) 山中　昇：変貌する急性感染症と新治療戦略．日耳鼻会報，**106**：306-308, 2003.

8) Patel JA, Nguyen DT, Revai K, et al：Role of respiratory syncytial virus in acute otitis media：implications for vaccine development. Vaccine, **25**：1683-1689, 2007.

9) Heikkinen T, Thint M, Chonmaitree T：Prevalence of various respiratory viruses in the middle ear during acute otitis media. N Engl J Med, **340**：260-264, 1999.

10) Nokso-Koivisto J, Raty R, Blomqvist S, et al：Presence of specific viruses in the middle ear fluids and respiratory secretions of young children with acute otitis media. J Med Virol, **72**：241-248, 2004.

11) 堤　裕幸：RS ウイルス感染症の疫学，診断および治療の現状．インフルエンザ，**20**：139-144, 2019.
　　Summary RS ウイルス感染症は乳幼児期におけるもっとも頻度の高い呼吸器感染症であり，2 歳までに恐らくすべての児が初感染を受け

る．感染予防としてのワクチンは未開発であり，重症化のリスクの高い乳幼児には単クローン抗体製剤の予防投与が行われる．

12) Wadowsky RM, Mietzner SM, Skoner DP, et al：Effect of experimental influenza A virus infection on isolation of Streptococcus pneumoniae and other aerobic bacteria from the oropharynges of allergic and nonallergic adult subjects. Infect Immun, **63**：1153-1157, 1995.

13) Hakansson A, Kidd A, Wadell G, et al：Adenovirus infection enhances in vitro adherence of Streptococcus pneumoniae. Infect Immun, **62**：2707-2714, 1994.

14) 澤田正一：急性中耳炎　起炎病原体の検査はどのように進歩・発展しているか．JOHNS, **37**：246-249, 2021.
　　Summary PCR などの病原体検出の進歩により，中耳からウイルスが複数検出されたり，細菌が複数検出されるなど polymicroorganisms の状態が，急性中耳炎の重症化や難治化に関与している可能性がある．現在，迅速検査キットの使用は限られているが，今後全自動PCRが安価になってくれば，イムノクロマト＋PCR＋細菌培養検査で，感染症の幅が広がってくる可能性がある．

15) 林　達哉，保富宗城，矢野寿一ほか：小児急性中耳炎診療ガイドライン 2018 年版─改訂のポイント─．日耳鼻感染症エアロゾル会誌，**7**：47-50, 2019.

16) 鈴木賢二，黒野祐一，池田勝久ほか：第 6 回耳鼻咽喉科領域感染症臨床分離菌全国サーベイランス結果報告．日耳鼻感染症エアロゾル会誌，**8**：193-211, 2020.

17) Suzuki K, Kurono Y, Ikeda K, et al：The seventh nationwide surveillance of six otorhinolaryngological infectious diseases and the antimicrobial susceptibility patterns of the isolated pathogens in Japan. J Infect Chemother, **26**：890-899, 2020.

18) 犬童直哉, 鳥谷龍三, 江浦正郎ほか：慢性中耳炎急性増悪例における起炎菌の検索ならびに薬剤感受性. 耳鼻と臨床, **57**：42-48, 2011.

19) 鳥原康治：耳鼻咽喉科の疾患・症候別薬物療法 慢性中耳炎. JOHNS, **31**：1186-1188, 2015.

20) 髙橋晴雄：部位別 真菌症診療の実際 外耳・中耳. 耳喉頭頸, **87**：382-387, 2015.

21) 江上徹也, 野口美和, 上田成一：耳鼻咽喉科疾患としての真菌症. 日医真菌会誌, **44**：277-283, 2003.

22) 菊地さおり, 山中由里香, 関根康寛ほか：真菌による中耳肉芽腫症例. 耳鼻臨床, **112**：789-794, 2019.

23) Thorp MA, Gardiner IB, Prescott CA：Burow's solution in the treatment of active mucosal chronic suppurative otitis media：determining an effective dilution. J Laryngol Otol, **114**：432-436, 2000.

24) 寺山吉彦, 滝沢昌彦, 後藤田裕之ほか：難治性の外耳道および中耳の化膿性炎に対するブロー液の使用経験. 日耳鼻会報, **106**：28-33, 2003.

25) Tom LW：Ototoxicity of common topical antimycotic preparations. Laryngoscope, **110**：509-516, 2000.
Summary 耳真菌症に対し局所投与で用いられるクロトリマゾール, ミコナゾール, ナイスタチン, トルナフタート, ピオクタニンをモルモットにて内耳毒性について検討した. ナイスタチン以外では明らかな内耳毒性は認めなかった. ピオクタニン(ゲンチアナバイオレット)では内耳障害の可能性が否定できない.
26) 吉田耕一郎：抗真菌薬の進歩と使い分け. 日内会誌, **102**：2915-2921, 2013.

MB ENT, 266 : 15-21, 2022

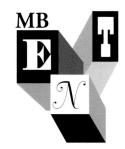

◆特集・知っておきたいみみ・はな・のどの感染症─診断・治療の実際─
知っておくべき「はな」の感染症

井上なつき*

Abstract　「はな」の感染症は，日常診療で頻繁に遭遇する疾患であるが，原因や罹病期間，重症度により，数日の対症療法で軽快する症例から緊急手術を要する症例まで幅広い病態が含まれる．急性鼻副鼻腔炎の初期はウイルス感染が多いが，感染が遷延化すると細菌感染が主体となるため，抗菌薬の投与が有効となる．起炎菌は，インフルエンザ菌，肺炎球菌が多いことは以前から変わらないが，小児に対する肺炎球菌ワクチンが定期接種となり，肺炎球菌性感染症が低下した．耐性菌出現の問題に対しては，培養検査や迅速検査キットなども活用して，抗菌薬の適正使用に努めるべきである．慢性副鼻腔炎の治療には，マクロライド療法や内視鏡下鼻副鼻腔手術が有効である．真菌による感染症は緊急性や重症度が病態によって異なるため，適確な病態の把握が重要となる．特に，急性浸潤性副鼻腔真菌症は比較的稀ではあるが，予後不良のため注意を要する．

Key words　急性鼻副鼻腔炎(acute rhinosinusitis)，慢性副鼻腔炎(chronic rhinosinusitis)，副鼻腔真菌症(fungal sinusitis)，急性浸潤性副鼻腔真菌症(acute invasive fungal sinusitis)，抗菌薬(antibiotics)

はじめに

「はな」の感染症は，小児から成人まで耳鼻咽喉科の日常診療で頻繁に遭遇する疾患であるが，原因や罹病期間，重症度により，数日の対症療法で軽快する症例から，緊急手術を要する症例まで幅広い病態が含まれる．

本稿では，比較的遭遇頻度の高い鼻副鼻腔炎や注意すべき病態を含めて，知っておくべき「はな」の感染症として，原因，診断，治療法などについてまとめた．日本鼻科学会によって2014年に発行された「急性鼻副鼻腔炎診療ガイドライン 2010年版 追補版[1]」や2007年発行の「副鼻腔炎診療の手引き[2]」，深在性真菌症のガイドライン作成委員会による「深在性真菌症の診断・治療ガイドライン 2014[3]」を参考に，急性鼻副鼻腔炎，慢性副鼻腔炎，副鼻腔真菌症について解説する．

急性鼻副鼻腔炎

急性鼻副鼻腔炎は，「急性に発症し，発症から4週間以内の鼻副鼻腔の感染症で，鼻閉，鼻漏，後鼻漏，咳嗽といった呼吸器症状を呈し，頭痛，頬部痛，顔面圧迫感などを伴う疾患」と定義されている[1]．急性副鼻腔炎は急性鼻炎から生じることが多いことや，副鼻腔炎には鼻炎が併発していることが多いため，急性鼻副鼻腔炎として論じられることが多い．

1．起炎微生物
1）ウイルス，細菌感染

急性鼻副鼻腔炎は感冒の一病態として発症することが多く，ライノウイルス，パラインフルエンザウイルス，インフルエンザウイルスなどの感染が知られている．2020年からは，新型コロナウイルス感染症(COVID-19)の可能性も考えなくては

*　Inoue Natsuki，〒153-8515 東京都目黒区大橋 2-22-36　東邦大学医療センター大橋病院耳鼻咽喉科，助教

ならなくなったが，COVID-19 の詳細については『耳鼻咽喉科の立場からの COVID-19』(pp.71～78)の稿を参照されたい．

ウイルス感染による急性鼻炎が遷延すると，数日の経過で細菌感染に移行しやすい．起炎菌はインフルエンザ菌，肺炎球菌が多く，次いでモラクセラ・カタラーリスが検出される．成人・小児ともに，従来から 2 大起炎菌は肺炎球菌，インフルエンザ菌であった．しかし，最近の動向として，小児に対する肺炎球菌ワクチンが 2010 年から任意接種に，2013 年には定期接種となり，現在は莢膜血清型が増えた PCV13(プレベナー13®)が使用されている．その結果，起炎菌はインフルエンザ菌が第一位で過半数を占め，肺炎球菌が第二位になったが，起炎菌の上位として変化はない[4]．

(1) 2 大起炎菌の検査キット

培養検査やグラム染色などの通常の微生物検査以外に，2 大起炎菌については副鼻腔炎を対象に，インフルエンザ菌抗原検査(ELISA 法)や肺炎球菌迅速検査キットが診療で使用可能である．インフルエンザ菌抗原検査は，病院検査室や民間検査機関などの検査設備と，3 時間程度の測定時間を要する．肺炎球菌迅速検査キット(ラピラン HS®)は抗原検査キットであり，15 分で判定可能だが，死菌も検出する可能性がある．初回抗菌薬無効例の抗菌薬選択の一助としても，これらの検査は有用であるが，留意点も含めて各検査の特徴を捉えておくことが重要である．

(2) 耐性菌の問題

感染症の歴史は，新規抗菌薬の開発・普及に続いて耐性菌の出現が問題となってきた経緯があるため，抗菌薬の適正使用は常に心掛ける必要がある．肺炎球菌ワクチンの定期接種化，診断キットの開発・普及といった進歩がある反面，低年齢からの集団保育や内服アドヒアランスの低下などの問題点もある．このように，特に近年の乳幼児を取り巻く環境の変化は著しく，今後も起炎菌の変化や耐性菌の出現には注目すべきと考える．

2）真菌感染

ウイルスや細菌に比べて頻度は低いが，深在性真菌症として鼻副鼻腔炎が起こることもある．浸潤性と非浸潤性で病態は大きく異なり，急性浸潤性の病態は免疫不全患者の日和見感染としてみられることが多い．原因真菌はアスペルギルスが最多であり，カンジダ，ムーコルで大部分を占める[3]．急性浸潤性副鼻腔真菌症は，ウイルスや細菌による通常の副鼻腔炎とは異なる病態であり，早期に重篤化しやすく治療戦略が異なるため，詳細は後述する．

2．診 断

1）症状，問診

急性鼻副鼻腔炎の診断には通常画像検査は行わず，症状や鼻内所見などから総合的に判断されることが多い．COVID-19 については，通常のウイルス性上気道炎に比べて，嗅覚障害，味覚障害，呼吸苦，咳嗽が多く，鼻漏や鼻閉が少ないといわれている[5]．

副鼻腔炎は，感冒の経過中に膿性鼻漏，後鼻漏，鼻閉などの症状が生じ，発熱，頭痛，頬部痛，鼻出血などが出現することもある．疼痛は，副鼻腔粘膜の炎症によって換気ルートが閉塞し，罹患洞の圧力が高まって起こることが多いため，疼痛部位は罹患洞により異なる．また，航空性副鼻腔炎やダイビング後の副鼻腔炎，歯性上顎洞炎などは，発症に関するエピソードが明確な場合もあるため，丁寧な問診も重要である．

2）検 査

鼻鏡検査や内視鏡検査では，鼻粘膜の発赤や腫脹，副鼻腔からの膿性鼻漏の排泄や後鼻漏が認められることがある(図 1)．

副鼻腔全域の評価には CT がもっとも有用であるため，眼窩や頭蓋内への合併症が疑われる場合には可及的速やかに検査を行う．骨の肥厚や破壊，石灰化病変，浸潤性病変，腫瘍や真菌塊の有無を評価することができ，緊急性を判断するための情報を多く得られる．緊急対応が必要な状況についての詳細は，『緊急の・難治の，忘れた頃の

「はな」の感染症』(pp. 39〜47)の稿を参考されたい.

3. 治療

1）薬物療法

先に述べたように，急性副鼻腔炎の初期はウイルス感染に伴う症状のことが多い．つまり，軽症かつ初期の副鼻腔炎であれば，抗菌薬を投与せずに経過を観察することが推奨されている[1]．発症から数日が経過してもなお症状が増悪し遷延している症例や，初診時に中等症以上の症例については，初回から抗菌薬治療の開始を考慮する.

（1）抗菌薬の選択

抗菌薬の選択には細菌培養検査による起炎菌の同定や薬剤感受性試験の結果を参考にすべきであるが，日常診療では検査の結果を待たずに経験的に薬物療法を開始する場合が多い．ペニシリンアレルギーがなければ，β-ラクタム系抗菌薬のAMPCが第一選択として推奨されており[1]，特に高用量では肺炎球菌の消失率が高い[6]．CVA/AMPCの有効性は以前より海外で報告されており[7]，本邦でも2015年に小児の急性副鼻腔炎で保険適用となった.

レスピラトリーキノロン系抗菌薬は，中等症でAMPCによる治療効果がみられない場合の第二選択として，また重症例に対する第一選択の一つとして，成人には推奨されている[1]．小児では，NFLXやTFLXが投与可能である.

マクロライド系抗菌薬は，副鼻腔粘膜への良好な組織移行性を示す．しかし，インフルエンザ菌

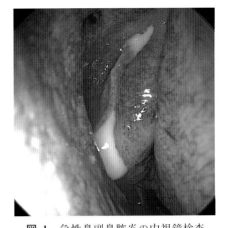

図 1. 急性鼻副鼻腔炎の内視鏡検査所見
右中鼻道から黄白色膿汁の流出を認める．周囲の副鼻腔粘膜は腫脹している

や肺炎球菌は高率に14員環マクロライド系抗菌薬に耐性をきたしているため[8]，急性副鼻腔炎治療の第一選択とはなり難く，ペニシリンアレルギー患者の感受性を評価したうえでの使用が勧められている[1]．15員環マクロライド系抗菌薬のAZMは，インフルエンザ菌に対して良好な感受性を持つことから，有効性が期待できる[9].

薬剤の選択には，薬剤耐性菌や患者の免疫力を考慮する必要があり，リスクファクター（表1）を有する患者には，抗菌薬の選択をより慎重に行ったり，投与期間や経過観察期間の延長なども検討する必要がある[1)10].

鼻噴霧用ステロイド薬については，単独もしくは抗菌薬との併用療法の有効性を示した欧米でのエビデンスがあるが[11)12]，本邦ではアレルギー性鼻炎以外に対する保険適用はない．COVID-19に

表 1. 感染症治療におけるリスクファクター
これらのリスクに該当する場合は，既感染の経過や抗菌薬の使用状況，全身状態などを総合的に考慮し，治療を行う

薬剤耐性菌の感染リスク	免疫低下による感染リスク
・2歳未満の低年齢，高齢者 ・集団保育 ・感染の反復例 ・1ヶ月以内の抗菌薬治療 ・免疫不全症	・高齢者 ・コントロール不良な糖尿病 ・悪性腫瘍，膠原病，血液疾患 ・血液透析 ・ステロイド，免疫抑制剤，抗悪性腫瘍薬の使用

（文献 1，10 より改変引用）

関しても，鼻噴霧用ステロイドの使用により嗅覚障害の予後が改善するという報告があり[13]，急性鼻副鼻腔炎に対する鼻噴霧用ステロイドの有用性が示唆されている．

2）薬物療法以外の治療法

外来診療における鼻処置は必須と考えられており，副鼻腔自然口開大処置と吸引を行うことで，症状の改善が期待される[1]．さらに，副鼻腔自然口開大処置後のネブライザー治療により，副鼻腔粘膜の炎症の改善が期待できる[14]．

慢性副鼻腔炎

3ヶ月以上副鼻腔炎症状が持続するとき，慢性副鼻腔炎と診断する[2]．厳密に発症時期を特定することは困難なことが多いが，数ヶ月〜数年，場合により数十年の病悩期間を有する場合もある．慢性副鼻腔炎急性増悪時は，急性鼻副鼻腔炎に準じた治療を行うが，慢性炎症の病態を把握し，病態に沿った治療選択が重要である．

1．起炎微生物

慢性副鼻腔炎に関与するウイルスや細菌の探索は，治療方針に直接関与しないことが多いため，原因微生物の検索は必須ではないと考える．検出頻度が高い菌種は急性鼻副鼻腔炎の3大起炎菌であるが，黄色ブドウ球菌や緑膿菌などの関与も指摘されている．

一方，慢性浸潤性副鼻腔真菌症は，進行は比較的緩徐ではあるが真菌が粘膜に浸潤する病態である．真菌の同定は抗真菌薬の選択において重要であり，真菌培養などの同定検査は必ず行うべきであると考える．副鼻腔真菌症については後述する．

2．診　断

鼻鏡検査や内視鏡検査でポリープの有無や膿性鼻漏，後鼻漏の評価を行うが，診断にはCTが有用である．副鼻腔病変の有無，炎症の範囲，副鼻腔外への合併症，腫瘍性病変の有無などを評価する．歯根部病変による歯性上顎洞炎が疑われる場合は歯科受診も考慮する．洞内の石灰化病変は，真菌塊を反映していることが多いが，最近では歯

科挿入物の一部が破損して上顎洞内へ陥入する場合もあり，MRIを併用することも有用である．

3．治　療

治療は，14員環マクロライドの少量長期投与療法（マクロライド療法）が有効で，3ヶ月程度継続する．随時，カルボシステインや漢方薬の葛根湯（カッコントウ）加川芎辛夷（カセンキュウシンイ），辛夷清肺湯（シンイセイハイトウ）などを併用する場合もある[15)〜17)]．

マクロライド療法が無効の症例に対しては，内視鏡下鼻副鼻腔手術（endoscopic sinus surgery；ESS）を行う．基本的には，マクロライド療法無効例にESSの適応があるが，真菌塊を有する副鼻腔真菌症や歯科異物などの異物の二次感染による副鼻腔炎は，ESSによる感染巣の除去が優先されることもある．また，慢性副鼻腔炎急性増悪時に頭蓋内や眼窩内に合併症が生じた場合や，経過中に副鼻腔腫瘍などが疑われた場合も，ESSなどの外科的治療を検討する．

4．予　後

感染性副鼻腔炎の予後は，一般的に良好である．術後感染を起こさなければ，副鼻腔粘膜は1ヶ月程度で上皮化することが内視鏡検査で確認できる．術後に再感染をきたしても，ESS時に副鼻腔を十分に単洞化していれば，外来処置や自宅での鼻洗浄で感染巣をドレナージできることが多く，抗菌薬は必要最小限の投与で改善することが多い．

いわゆる「難治性副鼻腔炎」は，好酸球性副鼻腔炎のような非感染性の慢性副鼻腔炎が多い．感染性副鼻腔炎と思われた病態でも，術後に明らかな感染がないのに再発を繰り返す場合は，改めて鑑別を行う必要がある．例えば，歯性上顎洞炎術後の患者が，長期経過を経て好酸球性副鼻腔炎を発症したということも，稀ではあるが経験する．

副鼻腔真菌症

副鼻腔真菌症は，深在性真菌による副鼻腔粘膜への浸潤の有無で「浸潤性」と「非浸潤性」に分類される．本邦では，急性浸潤性，慢性浸潤性，

表 2. 副鼻腔真菌症の分類

	分類	経過	免疫状態*	真菌の役割	組織浸潤
浸潤性	急性浸潤性	急性	低下	病原菌	あり
	慢性浸潤性	慢性	正常	病原菌	あり
非浸潤性	慢性非浸潤性	慢性	正常	真菌塊（異物）	なし
	アレルギー性（AFRS）	慢性	正常（〜過剰）	抗原	なし

＊免疫状態については代表的な状態を示した

（文献3より改変引用）

慢性非浸潤性，アレルギー性の4病態に分けられる（表2）．アレルギー性真菌性鼻副鼻腔炎（allergic fungal rhinosinusitis；AFRS）については，感染症とは病態が異なるため，詳細については他書に譲る．

1．急性浸潤性副鼻腔真菌症

急性副鼻腔炎として真菌が原因となることは少なく，また副鼻腔真菌症の中でも急性浸潤性副鼻腔真菌症は頻度が低い病態ではあるが，進行が早くしばしば致死的になるため，注意を要する疾患である[3]．

症状は通常の副鼻腔炎症状の他に，高度な頭痛や顔面痛，急速に進行する視力低下や複視などの脳神経障害（Ⅱ，Ⅲ，Ⅴ，Ⅵ），顔面腫脹，発熱など，急激に悪化する症状を訴えることが多い．悪性腫瘍，ステロイドや免疫抑制剤の使用，高齢，好中球減少，骨髄移植などの免疫機能低下がリスクとなり日和見感染として発症する．また，糖尿病，透析のような血液がケトアシドーシスに傾いている場合に重症化しやすいといわれている[18][19]．

1）検査，診断

急性浸潤性副鼻腔真菌症の可能性が否定できない場合は，速やかにCTを施行すべきである．真菌が粘膜組織外へ浸潤すると，骨を破壊し，副鼻腔から眼窩，頭蓋内，海綿静脈洞へと病変が進行していく．MRIも可能な限り撮像すべきであり，病変の浸潤の程度や硬膜の評価に有用である．病変の部位や全身状態によっては，数日で急激に進行する可能性もあるため，他科と連携して全身管理を行うこともある．

診断は，病理検査で副鼻腔粘膜への真菌の浸潤が認められて確定する．原因真菌の同定は必ずしも容易ではないが，抗真菌薬の選択のためにも手術で得られた真菌塊などの培養検査は行うべきで

ある．また，補助診断としてβ-D-グルカンの測定は有用で，活動性の指標にもなるため，治療開始前から測定する．

2）治　療

治療は，手術による病巣の徹底的な除去と抗真菌薬の全身投与である．速やかな病変の除去が重要だが，浸潤範囲によっては，病変をすべて摘出できない場合もある．抗真菌薬の投与は，前述のように原因真菌を推定して速やかに行う．アスペルギルスが疑われる場合，第一選択はVRCZ（ボリコナゾール）もしくはL-AMB（アムホテリシンBリポソーム製剤）である[20]．ムーコルが疑われる場合は，L-AMBを選択する[3]．

一般的に，副鼻腔炎の重症化による視神経炎が認められた場合にはステロイドの全身投与が行われるが，浸潤性副鼻腔真菌症には禁忌である．ステロイド投与により一過性に視神経炎が改善する可能性はあるが，結果として病態を悪化させることは明らかであり致死的になり得るため，浸潤性副鼻腔真菌症が疑われる場合はステロイドの全身投与は行うべきではない．

3）経　過

抗真菌薬の投与期間や治療後の経過観察期間，再発時の治療薬選択などについては，明確な指針が定められていない．急性浸潤性副鼻腔真菌症は予後不良の疾患であり，全身管理が必要になることも多い．抗真菌薬により一過性に改善が認められても再発する場合も多いため，内視鏡や画像検査などを組み合わせた慎重な経過観察が求められる．病変の再発部位が手術可能な範囲であって，患者の全身状態が許せば，病変除去を目的に繰り返し外科的治療を行うこともある．

2．慢性浸潤性副鼻腔真菌症

急性浸潤性副鼻腔真菌症が日単位で急激に悪化

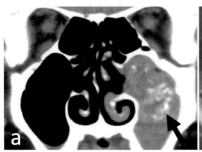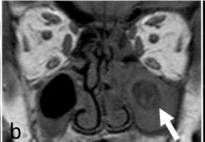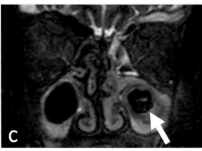

図 2. 慢性非浸潤性副鼻腔真菌症の画像所見
左上顎洞に真菌塊(矢印)を伴う慢性非浸潤性副鼻腔真菌症の画像を示す
a：CT では上顎洞内に真菌塊を疑う石灰化病変を認め，その周囲に炎症が広がっている
b：MRI T1 強調画像では，真菌塊と思われる部位は低信号である
c：MRI T2 強調画像では，同部位が無信号である

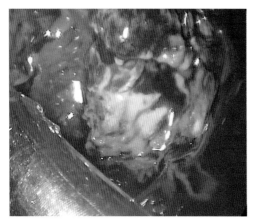

図 3. 慢性非浸潤性副鼻腔真菌症の術中内
視鏡所見
左上顎洞に黄色膿汁を伴う乾酪様の真菌塊
を認める．周囲の副鼻腔粘膜は腫脹し易出
血性である

する病態であるのに対し，慢性浸潤性副鼻腔真菌症は数週〜数ヶ月程度の現病歴を有することが多い．発症や進行が比較的穏やかであることと，比較的稀な頻度であることから，診断までに時間を要する可能性がある．急性浸潤性副鼻腔真菌症の項で述べたが，浸潤性副鼻腔真菌症は疼痛や脳神経障害が多いことが，特徴の一つである．慢性副鼻腔炎の経過中にこれらの症状が新規に出現した場合や，易感染性宿主の場合は，短期間で病態が変化している可能性もあるため，繰り返し画像検査を施行することも考慮する．

治療は外科的に病巣を除去した後，抗真菌薬の投与を行う．病巣が十分に除去できた場合はITCZ(イトラコナゾール)を 4 週間投与すること

が望ましいが，外科的治療が不可能もしくは病巣の除去が不十分の場合は，VRCZ などを投与し，臨床症状と炎症反応が改善するまで継続する[20]．

3．慢性非浸潤性副鼻腔真菌症

副鼻腔真菌症の中で頻度はもっとも高く，予後も良好な疾患である．大気中の真菌が副鼻腔内に定着，寄生することで異物反応を起こし，二次感染として副鼻腔炎が成立すると考えられる．形成された真菌塊はしばしば画像検査で検出され，CT では洞内に石灰化が見られ，MRI の T1 強調画像で低信号，T2 強調画像で無信号を示すことが多い(図 2)．

急性増悪時に抗菌薬を短期間投与することは有効だが，異物による二次感染のため，根治的な治療には手術による真菌塊の摘出が必要である(図 3)．片側性副鼻腔炎の代表的な病態の一つであり，真菌塊を確実に除去できれば予後は良好で，抗真菌薬の投与も不要である．

おわりに

耳鼻咽喉科医として知っておくべき「はな」の感染症について，副鼻腔炎を中心に簡潔に解説した．急性か慢性か，起炎微生物として何が想定されるか，緊急を要する病態かどうかを把握することで，次に行うべき検査や治療の方針が立てられる．頻度の高い疾患の予後は良好であることが多いが，一部の症例は重症化する場合もあるため，病態と対応を広く知っておくことが，耳鼻咽喉科臨床を行ううえで重要であると考える．

文 献

1）日本鼻科学会（編），急性鼻副鼻腔炎診療ガイドライン作成委員会：急性鼻副鼻腔炎診療ガイドライン 2010 年版（追補版）. 日鼻誌，**53**：103-160, 2014.

2）日本鼻科学会（編）：副鼻腔炎診療の手引き. 金原出版, 2007.

3）深在性真菌症のガイドライン作成委員会（編）：深在性真菌症の診断・治療ガイドライン 2014. 協和企画, 2014.

4）杉田　玄, 保富宗城, 杉田麟也：押さえておくべき現状と対策　耳鼻咽喉科領域の細菌感染性疾患　最近の動向と対応. 耳喉頭頸，**91**（6）：421-426, 2019.

Summary 耳鼻咽喉科感染症の起炎菌は, 肺炎球菌ワクチンの普及により, インフルエンザ菌が高率に検出されるようになった.

5）Hagemann J, Onorato GL, Jutel M, et al：Differentiation of COVID-19 signs and symptoms from allergic rhinitis and common cold：An ARIA-EAACI-GA（2）LEN consensus. Allergy, 2021.

6）Brook I, Foote PA, Hausfeld JN：Eradication of pathogens from the nasopharynx after therapy of acute maxillary sinusitis with low- or high-dose amoxicillin/clavulanic acid. Int J Antimicrob Agents, **26**（5）：416-419, 2005.

7）Anon JB, Berkowitz E, Breton J, et al：Efficacy/safety of amoxicillin/clavulanate in adults with bacterial rhinosinusitis. Am J Otolaryngol, **27**（4）：248-254, 2006.

8）雑賀　威, 松崎　薫, 長谷川美幸ほか：Streptococcus pneumoniae の clarithromycin 接触による耐性化の検討. 日化療会誌，**57**（3）：203-207, 2009.

9）山中　昇, 保富宗城, 藤原啓次：急性咽喉頭炎, 急性扁桃炎および急性鼻副鼻腔炎に対する azithromycin 単回投与製剤の多施設共同, 非盲検非対照試験. 日化療会誌，**56**（5）：525-537, 2008.

10）吉川直子, 花澤豊行：鼻の痛み　急性鼻副鼻腔炎を含む鼻の痛みへの対応. MB ENT，**239**：8-13, 2019.

11）Williamson IG, Rumsby K, Benge S, et al：Antibiotics and topical nasal steroid for treatment of acute maxillary sinusitis：a randomized controlled trial. JAMA, **298**（21）：2487-2496, 2007.

12）Yilmaz G, Varan B, Yilmaz T, et al：Intranasal budesonide spray as an adjunct to oral antibiotic therapy for acute sinusitis in children. Eur Arch Otorhinolaryngol, **257**（5）：256-259, 2000.

13）Islek A, Balci MK：Evaluation of effects of chronic nasal steroid use on rhinological symptoms of COVID-19 with SNOT-22 questionnaire. Pharmacol Rep, **73**（3）：781-785, 2021.

14）鈴木元彦, 高木　繁, 大野伸晃：副鼻腔自然口開放処置の重要性　副鼻腔自然口開放処置の有用性について　細菌学的検討とネブライザーの到達度を中心に. 日鼻誌，**41**（1）：116-117, 2002.

Summary 副鼻腔自然口開放処置は, 副鼻腔の菌量の低下, ネブライザー薬の副鼻腔内移行, 自覚症状の改善などに寄与する.

15）馬場駿吉, 森　慶人, 征矢野　薫ほか：慢性副鼻腔炎に対するカルボシステインの薬効評価 L-システインエチル塩酸塩との二重盲検比較試験成績. 耳鼻と臨，**34**（1）：33-47, 1988.

16）伊藤博隆, 鈴木康夫, 福岡由利子：小児慢性副鼻腔炎に対する葛根湯加川芎辛夷の治療効果について. 耳鼻臨床，**77**（1）：153-162, 1984.

17）間島雄一, 坂倉康夫, 浜口富美ほか：慢性副鼻腔炎に対する辛夷清肺湯の効果. 耳鼻臨床，**85**（8）：1333-1340, 1992.

18）市村恵一：真菌と副鼻腔炎. JOHNS，**22**（1）：71-75, 2006.

19）Raizada N, Jyotsna VP, Kandasamy, et al：Invasive fungal rhinosinusitis in patients with diabetes. J Infect Dev Ctries, **12**（9）：787-793, 2018.

Summary ケトアシドーシスは, 糖尿病を合併した浸潤性副鼻腔真菌症患者において予後不良因子である.

20）日本医真菌学会アスペルギルス症の診断・治療ガイドライン作成委員会：アスペルギルス症の診断・治療ガイドライン 2015. 春恒社, 2015.

MB ENT, 266：22-30, 2022

◆特集・知っておきたいみみ・はな・のどの感染症—診断・治療の実際—

知っておくべき「のど」の感染症

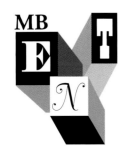

大塚雄一郎*

Abstract 世界的に薬剤耐性への対応が求められており，抗菌薬投与は細菌性上気道炎では推奨されるが，ウイルス性上気道炎では不適切とされる．しかし，両者を確実に鑑別する方法はなくウイルス性上気道炎として臨床像や診断法が確立しているのは，伝染性単核球症（EBV 感染症），単純ヘルペスウイルス感染症，帯状疱疹，アデノウイルス感染症，手足口病・ヘルパンギーナなどである．また，上気道感染症であっても全身的合併症が問題となることもある．溶連菌感染症では溶連菌感染後急性糸球体腎炎，リウマチ熱，レンサ球菌感染性小児自己免疫神経精神障害が，伝染性単核球症ではペニシリンアレルギー，脾破裂，血球貪食症候群が，単純ヘルペスウイルス感染症と帯状疱疹では脳炎が問題となる．それぞれの上気道炎の正確な診断と，適切な治療法の選択が求められている．

Key words 上気道炎（upper airway inflammation），薬剤耐性（antimicrobial resistance），溶連菌感染（streptococcal infection），伝染性単核球症（infectious mononucleosis），単純ヘルペス（herpes simplex）

はじめに

急性上気道炎は耳鼻咽喉科でもっとも遭遇する疾患であり，自然治癒が見込まれる軽症例から手術処置が必要となる重症例までその臨床像は多岐にわたる．耳鼻咽喉科では急性上気道炎の多くを細菌性と考え，抗菌薬を投与することが多いが，世界中で拡大が問題となっている薬剤耐性（antimicrobial resistance；以下，AMR）への対応が求められている．2015 年の世界保健機関（WHO）総会で採択された AMR に関するグローバルアクションプランを受けて，本邦でも 2016 年 4 月に AMR 対策アクションプランが発表された[1)2)]．同アクションプランでは主な微生物の薬剤耐性率の減少と抗菌薬の使用量の削減が目標に定められた．成人では急性扁桃炎の 85％以上が，急性咽頭炎では 20～30％がウイルス性とされ，ウイルス性上気道炎に対する抗菌薬の投与が問題視されてい

る[3)4)]．抗菌薬の適正投与のために細菌性とウイルス性上気道炎の鑑別が求められているが，両者の確実な鑑別方法があるわけではない．本稿では現在知られている様々な上気道炎の臨床像と診断法を示して，両者の鑑別を目指した．また，それぞれの上気道炎の留意すべき事項についても述べた．日常の耳鼻咽喉科診療の一助となれば幸いである．

細菌性扁桃炎・扁桃周囲炎・扁桃周囲膿瘍

細菌性扁桃炎の起因菌は溶血性レンサ球菌がもっとも一般的であるが黄色ブドウ球菌，肺炎球菌，インフルエンザ杆菌や嫌気性菌のこともある．炎症が口蓋扁桃周囲に波及した扁桃周囲炎から膿瘍を形成する扁桃周囲膿瘍に進行することがあり，重症度に応じた適切な抗菌薬投与や処置が必要である．

---

* Otsuka Yuichiro，〒 261-0012 千葉県千葉市美浜区磯辺 3-31-1　千葉市立海浜病院耳鼻咽喉科，統括部長

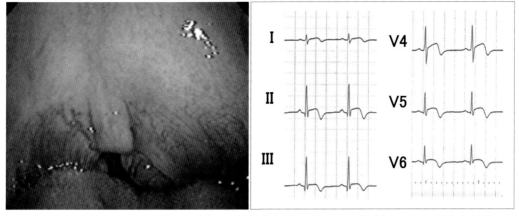

図 1. G 群溶連菌による扁桃周囲膿瘍と心筋炎を合併したリウマチ熱症例の咽頭所見と心電図
左扁桃周囲が腫脹し，切開したところ排膿を認めた．心電図で I，II，III，V5-V6 誘導に冠性 T 波
を認めた

溶血性レンサ球菌（溶連菌）感染症

細菌性扁桃炎の代表的な病原体であるレンサ球菌の中でも完全溶血能（β溶血）を持つものをβ溶血性レンサ球菌（以下，溶連菌）と称されて病原性が非常に強い．菌の抗原性から A，C，G，F 群などに分類され，Lancefield の分類として知られている．中でも A 群溶連菌の病原性は強く，壊死性筋膜炎や劇症型溶連菌感染症など重篤な感染症の原因となる．溶連菌による急性扁桃炎は症状が強く合併症の可能性もあるため，A 群 β 溶連菌迅速抗原検査（Strep A®）などを用いた早期診断とペニシリン投与が推奨されている．近年では，C 群溶連菌や G 群溶連菌などにも強い病原性をもつものがあるが，A 群以外の溶連菌では迅速抗原検査で陽性とならないことに注意が必要である[5)6)]．

溶連菌感染症では 1〜2 週後に糸球体腎炎を合併することがあり，溶連菌感染後急性糸球体腎炎（post-streptococcal acute glomerulo-nephritis；以下，PSAGN）と呼ばれる．眼瞼浮腫や肉眼的血尿を認めるほか，高血圧や乏尿をきたすこともある．頻度は低いがよく知られた合併症で，溶連菌感染治療後にルーチンで尿検査を提出している施設もある．しかし，無症候性の PSAGN は予後良好のため，症状がなければ尿検査は不要とされている．ただし，症状出現時に必ず受診するように患者に指示しなくてはならない[7)]．

かつて，本邦において溶連菌感染症の最大の問題はリウマチ熱であった．リウマチ熱は溶連菌感染に伴う心炎，多関節炎，舞踏病，輪状紅斑，皮下結節を主要症状とする病態で，特に心炎には心筋炎，心外膜炎，心内膜炎と弁膜症，不整脈が含まれ，心不全による死亡例が問題となっていた．衛生環境の良好な先進国ではほとんど問題とならないが，途上国ではリウマチ熱による心炎は小児若年者の死亡原因として大きな問題となっている[6)]．筆者は G 群溶連菌による扁桃周囲膿瘍と心筋炎を合併した 20 歳のリウマチ熱の自験例がある．胸痛を主訴に循環器内科を受診し，心電図異常を認めて心筋炎と診断され，家族には致死率が高い疾患であると説明されていた．心筋炎は改善したが咽頭痛を訴え，当科で扁桃周囲膿瘍と診断した（図 1）．扁桃周囲膿瘍切開を行い膿汁から G 群溶連菌が同定された．

1998 年に Swedo らによりレンサ球菌感染性小児自己免疫神経精神障害（pediatric autoimmune neuropsychiatric disorders associated with streptococcal infections；以下，PANDAS）が提唱された[8)]．その内容は「生来元気であった小児が溶連菌感染後に突然チックや強迫性障害を発症する」というものである．その他にも注意欠損・多動性障害，情動障害，不安障害，行動変化，性格変化なども伴うとされる．PANDAS は疾患概念としてまだ確立されていないが，同様の病態が

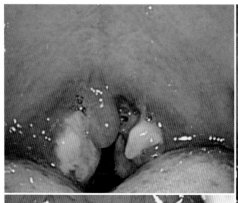
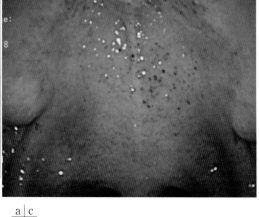
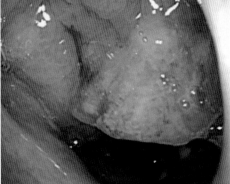

a | c
b |

図 2.

EBV 感染症の口内咽頭所見

　a，b：EBV 感染症(21 歳，女性)の扁桃と上咽頭所見．EBV 感染症でみられる扁桃の厚い白苔と上咽頭の滲出物を認めた

　c：EBV 感染症(23 歳，男性)の口蓋所見．EBV 感染症でみられる口蓋粘膜の点状疹を認めた

1894 年にはすでに報告されており，溶連菌感染と精神症状は何らかの関連があると考える[9]．溶連菌感染症を扱うことが多い耳鼻咽喉科医も知っておくべき病態と考える．

　溶連菌の治療にはペニシリンが第一選択薬として推奨されている．ペニシリン耐性の溶連菌は確認されていないとされており，アモキシシリン(AMPC)の 10 日間投与が基本である．再感染・反復例にはセファレキシン(CEX)の 10 日間投与やセフジニル(CFDN)の 5 日間投与の選択も考慮する．かつては治療終了後にも扁桃培養を提出して除菌を確認することが行われていたが，現在ではその意義は否定されている[5]．

伝染性単核球症(EBV 感染症)

　伝染性単核球症は主に Epstein-Barr ウイルス(以下，EBV)を病原体として，扁桃炎・咽頭炎，頸部リンパ節腫脹，肝脾腫を特徴とする．唾液を介して感染し潜伏期間は 4〜6 週間と長い．血液検査では肝機能障害とリンパ球(単核球)増多と異型リンパ球の出現が特徴的である．耳鼻咽喉科では上咽頭の炎症と口蓋扁桃の厚い白苔がよく知られ

ている[3)4)10]（図 2）．細菌性扁桃炎との鑑別が問題となるが，細菌感染を合併することも多いとされ鑑別が難しいこともある．その他には口蓋の点状疹が EBV 感染症の特徴的所見とする報告もある[3)4]（図 2）．

　診断には他のウイルス疾患と同様に血清抗体検査が用いられるが，抗体の特性を理解する必要がある．EBV 感染症の診断には抗 VCA-IgG 抗体，抗 VCA-IgM 抗体，抗 EBNA 抗体の 3 つの抗体の測定が必須である．まず，抗 VCA-IgM 抗体は発症早期に上昇して早期に陰転化してしまうため，初感染であっても検査のタイミングによっては陰性となる．一方で，抗 VCA-IgG 抗体も EBV 感染早期に陽転化してしまうため，他のウイルス感染症のように IgG 抗体が既感染症の指標とならない．EBV 感染症では感染後 2〜3 ヶ月後に陽転化する抗 EBNA 抗体が既感染症の指標となる．抗 EBNA 抗体が陰性で抗 VCA-IgM 抗体または抗 VCA-IgG 抗体のいずれかが陽性であれば EBV 感染症と診断できる[4)11]（図 3）．

　EBV は治療薬がないため内科や小児科では補液などの対症療法にとどめて抗菌薬は投与しない

とされる．一方，耳鼻咽喉科では細菌感染や扁桃周囲膿瘍の合併の報告があり，抗菌薬を投与することが少なくない[12]．その場合にはEBV感染症ではペニシリンに対する薬剤アレルギーが高率に出現することが知られているため(図4)，ペニシリン以外の抗菌薬の投与が勧められている．しかし，セフェム系，ホスホマイシン，クリンダマイシン，ミノサイクリン，シプロフロキサシン，カルバペネム，ファロペネム，アジスロマイシンでも皮疹が出現したとの報告があり，Schisselらは伝染性単核球症において安全に使用できる抗菌薬はないとしている[13][14]．

伝染性単核球症はそのほとんどが自然治癒するが，非常に稀に脾破裂や血球貪食症候群や慢性化により生命にかかわることがある．脾破裂は発症後3週以内に起こり発現率は0.1〜0.5%とされる．非常に稀なため患者の不安を過度に煽ることは控え，もしも脾腫を認めた場合には，発症後4週間は体の接触を伴うスポーツや激しい運動は避けるように指示しておく[15]．

EBV関連性血球貪食性リンパ組織球症(Epstein-Barr virus-associated hemophagocytic lymphohistiocytosis；EBV-HLH)はEBV初感染に続発して汎血球減少症をきたし，短期間で急激に進展して致死的な経過をたどることが多い．難治性のEBV初感染症で2系統以上の血球減少を認めた場合は本疾患を疑い，速やかに血清フェリチン，可溶性IL-2受容体，トリグリセリド，フィブリノーゲンを測定し血液内科に相談するべきである．初期治療にはステロイドやガンマグロブリンを用いるが難治例では化学療法や骨髄移植が必要となる[10]．

T細胞，NK細胞にEBVが感染すると慢性活動

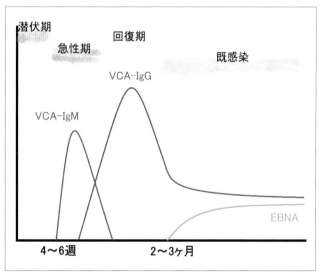

図3．EBV初感染症の血清EBV抗体価の推移
EBVの潜伏期は4〜6週と長くVCA-IgM抗体は発症早期に増加して，すぐに消失する．VCA-IgG抗体も発症早期に増加して永続するためEBV感染症においてはEBNA抗体が既感染症の指標となる

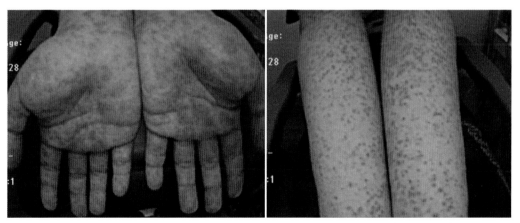

図4．EBV感染症(23歳，男性)でみられたペニシリンによる皮疹(手掌・前腕)
ペニシリンを服用して全身に発疹を生じた

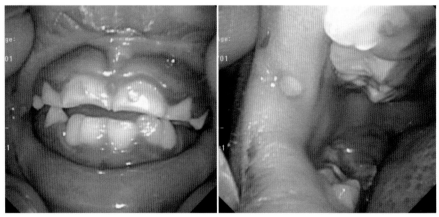

図 5. 歯肉口内炎型の HSV 初感染症(4 歳，女児)の歯肉と口唇所見
歯肉腫脹と口唇のアフタを認めた．発症後 Day 7 の血清 HSV 抗体検査が HSV-IgG 0.8(−)かつ HSV-IgM 11.64(+)により HSV 初感染症と診断された

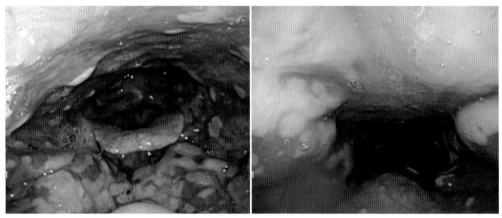

図 6. 咽頭扁桃炎型の HSV 初感染症(67 歳，男性)の咽頭所見
上咽頭から下咽頭までアフタと粘膜疹が多発している．発症後 Day 6 の血清 HSV 抗体価検査では，HSV-IgG 0.8(−)かつ HSV-IgM 0.88(+/−)であったが，Day 9 の検査で HSV-IgG 5.6 (+)かつ HSV-IgM 5.58(+)と抗体価が陽性化しており，HSV 初感染症と診断された

性EBV 感染症(chronic active Epstein-Barr virus infection；以下，CAEBV)といわれる腫瘍性リンパ増殖症を起こす．EBV 感染が慢性化して免疫不全と多臓器障害を起こし，進行すると致死的経過をたどることも多い．造血幹細胞移植が唯一の根治療法であるが，成功率は 70% にとどまる[10]．

単純ヘルペスウイルス感染症

単純ヘルペスウイルス(herpes simplex；以下，HSV)は口腔咽頭のウイルス性感染症としてあまりにも有名であるが，実臨床における正確な診断方法についてはあまり知られていない．HSV は感染力が非常に強く EBV 同様に唾液を介して感染する．1970 年には 20 歳までに全人口の 60% が感染していたが，衛生環境の改善や生活習慣の変化により小児期での感染機会が減少し，1992 年には 42% まで低下している．このため HSV 初感染症の罹患年齢も上昇している．咽喉頭の HSV 初感染症は臨床症状から歯肉口内炎型(単純疱疹性歯肉口内炎)と咽頭扁桃炎型(ヘルペス性咽頭炎)の 2 つに分類されている．歯肉口内炎型は小児に多くみられ，主に歯肉腫脹や口腔粘膜の潰瘍・アフタを生じる(図5)．咽頭扁桃炎型は成人に多いとされ，咽頭喉頭に有痛性の潰瘍・アフタが多発し高熱を伴い全身状態が不良となる[16)~18)](図6)．また，上咽頭の病変や口蓋扁桃に厚い白苔が付着するなど，伝染性単核球症に類似した症状の症例も報告されている．

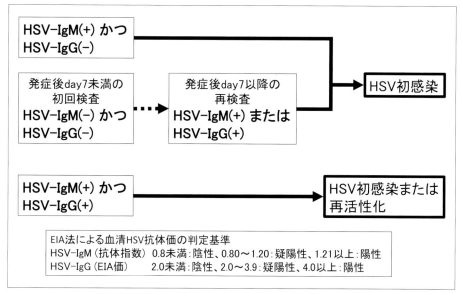

図 7. 血清 HSV 抗体(EIA 法)を用いた HSV 初感染症の診断フローチャート

　実臨床での HSV 感染症の診断にあたっては抗体検査が一般的である．感度が良好な EIA 法による血清抗体検査において，抗 HSV-IgM 抗体陽性かつ IgG 抗体陰性例は初感染と診断できる．しかし，抗 HSV-IgM 抗体は陽転化に 1 週間かかるため感染早期に検査を行っても偽陰性となる．発症早期に血清 HSV-IgM 抗体と IgG 抗体がともに陰性であっても HSV 感染が強く疑われる場合は，発症後 Day 7 以降に再検する必要がある．再検で HSV 抗体価が陽転化すれば初感染確実例であると診断できる[17]（図7）.

　HSV は口腔咽頭以外にも性器，角膜，脳脊髄など広範囲に病変をきたし，特に脳炎は重篤な後遺症や死亡例がある．ヘルペス脳炎は医療訴訟となっているケースもあり迅速な診断と治療が求められる．

　HSV 初感染症の治療薬にはアシクロビルとバラシクロビルとビダラビンとファムシクロビルがある．ビダラビンはアシクロビルよりもヘルペス脳炎での救命率が低いことが知られているため，アシクロビルまたはバラシクロビルが投与されることが多い．全身状態が不良な場合には入院のうえで注射薬が選択されることが多い．また，ウイルス性疾患であるが，HSV 感染症は細菌の二次感染が多いとされて抗菌薬の投与が推奨されている[16].

帯状疱疹

　帯状疱疹はヘルペスウイルス科に属する水痘・帯状疱疹ウイルス(varicella zoster virus；以下，VZV)の再活性化による．VZV の初感染は全身に膿痂疹を生じる水痘または不顕性感染である．感染した VZV は三叉神経神経節に潜伏感染し，ストレスや加齢による免疫低下により再活性化を起こして神経領域に一致して皮疹と疼痛を生じる．顔面神経麻痺を伴う Ramsay Hunt 症候群が有名であるが，時に咽喉頭に発症する．神経領域に一致して発症し，病変は一側に限局するため診断は容易である．時に迷走神経麻痺に伴う声帯麻痺や軟口蓋麻痺を，稀に舌下神経麻痺に伴う舌偏位を生じる[3]（図8）. HSV と同様に稀に脳炎を起こすことがあり，強い頭痛や嘔吐，意識障害を認めた場合は速やかに神経内科にコンサルトする必要がある．帯状疱疹はバラシクロビルまたはアシクロビルを投与するが，帯状疱疹脳炎では一般的に投与量と投与期間が通常の帯状疱疹の 2 倍となることも知っておく必要がある．

アデノウイルス感染症

　アデノウイルス(adenovirus；以下，AdV)は DNA ウイルスで少なくとも 51 種類以上の血清型が知られている．AdV は飛沫と接触により結膜

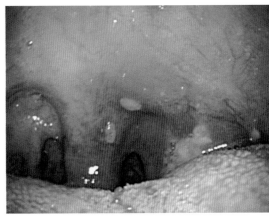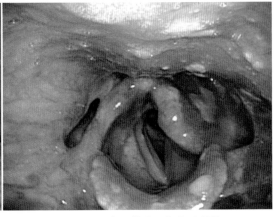

図 8. 左帯状疱疹の咽喉頭所見. 病変はすべて左に限局していた. 左口蓋垂・左中下咽頭・
左喉頭の多発アフタと左声帯麻痺を認めた

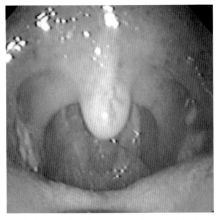

図 9. アデノウイルス感染症でみられた滲出性扁桃炎と咽頭後壁のリンパ濾胞の腫脹
視診だけで EBV 感染症や細菌性扁桃炎と鑑別するのは困難だと思われた

や上気道から感染し, その感染力は非常に強く院内感染や集団感染を惹起するため, 迅速検査による早期診断が重要である. AdV 感染症は成人では気道感染症の 1% にすぎず, 主に小児科で扱われる. 発熱, 頭痛, 全身倦怠感, 胃腸炎で発症し, 中でも発熱, 咽頭炎, 結膜炎を 3 徴とする咽頭結膜熱(プール熱)は学校保健法で第二種伝染病に指定されており, 主要症状が消退して 2 日間が経過するまで出席停止となる. 高熱に比べて全身状態は比較的良好であり, 健常者であれば通常は自然治癒する. AdV 感染症では滲出性扁桃炎と呼ばれる咽頭所見と咽頭後壁のリンパ濾胞の腫脹が特徴的とされる(図 9). 滲出性扁桃炎は発赤腫脹した口蓋扁桃に白色の著明な線状・点状の滲出物が

みられるとされる. しかし, AdV 感染症でみられる滲出物と EBV や溶連菌感染症でみられる白苔膿栓との区別は不明である. 迅速検査の普及により非特異的な咽頭所見の AdV 感染症が診断されるようになり, 滲出性扁桃炎は 3 割程度にとどまると報告されている. 診断にはウイルス分離やペア血清も可能であるが, 予後良好な AdV 感染症に対しては侵襲的かつ高コストである. 早期診断による集団感染防止の観点から咽頭擦過検体を用いた免疫クロマトグラフィーによる迅速抗原検査が広く普及している. 迅速抗原検査の特異度は 100% だが感度は 72.6% とされ, 咽頭を十分に擦過することが重要とされる. AdV 感染症は細菌感染の合併も少なくないが, 抗菌薬投与による有熱期間の短縮はみられないとされ, 治療は対症療法にとどめて抗菌薬の投与は控えるように推奨されている[19)~21)].

ヘルパンギーナと手足口病

ともに小児の夏風邪としてよく知られ, 小型の RNA ウイルスであるエンテロウイルス属が病因である. ヘルパンギーナはエンテロウイルス属の A 型コクサッキーウイルスが病因で, 突然の発熱と続発する咽頭痛で発症する. 咽頭粘膜の発赤と口蓋を中心として咽頭に小水疱が出現する. 手足口病は A 型コクサッキーウイルスとエンテロウイルスが病因である. 発熱は軽微だが咽頭・口内痛により経口摂取が困難となる. 口腔粘膜に水疱が出現するほか手掌足底にも水疱性発疹が出現す

る．ヘルパンギーナ・手足口病とも迅速検査はなく，臨床的な診断が容易である．両者とも自然治癒が見込めるため特異的な治療法はなく対症療法が主体となるが，ヘルパンギーナは熱性けいれんの頻度が高いとされ，手足口病も稀に髄膜炎や脳幹脳炎などを合併することがあり注意が必要である[3)19)21)]．

放線菌感染症

放線菌症は嫌気性グラム陽性桿菌である*Actinomyces israelii*による感染症である．放射状に延びる菌糸が特徴で真菌に類似するため，かつては真菌に分類されていた．口腔内の常在菌であり，37.9%の口蓋扁桃に放線菌のcolonyを認めたと報告されている．う歯などによる局所損傷や免疫能低下により病原性を発揮する．急激に壊死，膿瘍，瘻孔を形成する急性型と，長時間に線維化と肉芽腫を形成する慢性型と，その中間である亜急性型がある．慢性型では板状硬の腫瘤が増大するため悪性腫瘍との鑑別が問題となることが多い．培養での同定が困難で病理学的検査で判明することも多い．急性の放線菌症は抗菌薬の投与で改善して診断にいたらないケースも多いと考えられる．慢性の放線菌症では線維化により血流が乏しく薬剤移行が不良のため大量かつ長期の抗菌薬投与が必要となる．PCG 1,000〜2,000万単位を4〜6週間点滴投与した後に200〜500万単位を6〜12ヶ月間経口投与することが推奨されている．また，口蓋扁桃摘出を先行させて短期の抗菌薬投与で完治した報告もある[3)22)]．

梅毒，クラミジア，淋菌

咽頭症状を生じる性感染症（sexually transmitted infections；以下，STI）には梅毒，クラミジア，淋菌が報告されている．本稿では扱わない．

参考文献

1) 大曲貴夫：押さえておくべき現状と対策　薬剤耐性の現状と対策アクションプラン．耳喉頭頸，**91**：416-420, 2019.
Summary　薬剤耐性が世界中に拡大して問題となっている．ウイルス性上気道炎などには抗菌薬を使用するべきではない．
2) 平井由児：抗菌薬使用の手引き　見慣れた感染症を見直そう　抗菌薬の適応と適正使用．耳喉頭頸，**91**：442-448, 2019.
3) 吉岡哲志：口腔・咽頭の痛み．MB ENT, **239**：14-21, 2019.
4) 大堀純一郎：急性扁桃炎とその鑑別．MB ENT, **220**：13-19, 2018.
5) 永田理希：小児の溶連菌感染症等の長期投薬に適した抗菌薬は？　AMPCが第一選択，AMPC/CVA，経口セフェム系抗菌薬の安易な使用は控える（Q & A）．日本医事新報，**4969**：58-60, 2019.
Summary　溶連菌感染にはAMPCの10日投与が基本であるが，使用できない理由があるときはセフェム系抗菌薬の投与を検討する．
6) 大塚雄一郎，根本俊光，花澤豊行ほか：心筋炎と扁桃周囲膿瘍で発症したリウマチ熱の1例．口咽科，**28**：109-114, 2015.
7) 西﨑直人，大谷清孝：溶連菌感染後の尿検査の必要性について．日本医事新報，**4996**：53-54, 2020.
8) Swedo SE, Leonard HL, Garvey M, et al：Pediatric autoimmune neuropsychiatric disorders associated with streptococcal infections：clinical description of the first 50 cases. Am J Psychiatry, **155**：264-271, 1998.
9) 鵜木友都：稀な合併症　PSReA，PANDAS．日本医事新報，**4937**：45-48, 2018.
10) 佐藤哲也，藤枝幹也，前田明彦ほか：感染症　EBウイルス感染症．小児科診療，**81**：196-199, 2018.
11) 熊井琢美，原渕保明：細菌・ウイルス検査　EBウイルス抗体．JOHNS, **29**：1415-1419, 2013.
12) 畑中章生，角田篤信，金沢弘美ほか：扁桃周囲膿瘍を合併した伝染性単核球症の3症例．日耳鼻会報，**107**：199-202, 2004.
13) 中嶋正人，加瀬康弘：伝染性単核球症例に対する抗菌薬投与について．口咽科，**23**：65-71, 2010.
14) Schissel DJ, Singer D, David-Bajar K：Azithromycin eruption in infectious mononucleosis：a proposed mechanism of interaction. Cutis, **65**：163-166, 2000.
15) Philip Buttaravoli, Stephen Leffler（著）：単核球

症(伝染性単核球症). 齊藤裕之(編):135-137, マイナーエマージェンシー 原著第3版. 医歯薬出版, 2015.

16) 中川秀樹, 永竿万貴, 甲能直幸ほか:単純ヘルペスウイルス感染による咽喉頭病変. 日気食会報, **59**:347-353, 2008.

17) 大塚雄一郎, 根本俊光, 岡本美孝:単純ヘルペスウイルス性歯肉口内炎と咽喉頭炎の5例. 小児耳鼻, **38**:376-381, 2017.
Summary HSV 初感染には歯肉口内炎型と咽頭扁桃炎型が存在する. 血清抗 HSV 抗体は陽転に1週間かかることに注意が必要である.

18) 井口郁雄, 木村宣彦, 江草憲太郎ほか:咽頭ヘルペス感染. JOHNS, **15**:1342-1346, 1999.

19) 徳武翔子, 星野 直:口腔・咽頭ウイルス感染症. JOHNS, **30**:1638-1640, 2014.

20) 前山昌隆, 石田 允:小児アデノウイルス感染症 299 例の臨床的検討. 小児臨床, **64**:2017-2020, 2011.

21) 犀川 太:小児のウイルス性口腔疾患. MB ENT, **129**:67-72, 2011.

22) 嶋本 涼, 安倍大輔, 田中俊一郎ほか:悪性腫瘍が疑われた舌扁桃放線菌症の1例. 耳鼻と臨, **60**:136-142, 2014.

MB ENT, 266：31-38, 2022

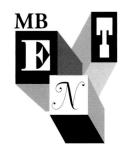

◆特集・知っておきたいみみ・はな・のどの感染症─診断・治療の実際─

緊急の・難治の，忘れた頃の「みみ」の感染症

波多野　都*

Abstract　緊急の耳感染症は急性乳様突起炎である．抗菌薬が発達，ワクチンの普及した現在でもその対応は必ず押さえておくべき疾患である．急性乳様突起炎は治療の判断が遅れると側頭骨内から炎症が波及し頭蓋内合併症を起こし致命的となる．側頭骨内に炎症が留まっている場合の対応，側頭骨から頭蓋内外へ炎症が波及した際の外科的治療の判断についても知っておくべきである．

慢性中耳炎として治療しても改善しない難治性の中耳炎は，中耳結核とともに非結核性抗酸菌性中耳炎を除外する必要がある．稀ではあるが，非結核性抗酸菌性中耳炎もあることを念頭に置き，結核と同時に検査および診断を行うとよい．それらの治療法についても概要を知っておく．

本稿では各疾患の概要と診断と治療のポイントについて文献とともに論述する．

Key words　急性乳様突起炎（acute mastoiditis），頭蓋内合併症（intracranial complications），中耳結核（tuberculous otitis media），非結核性抗酸菌性中耳炎（nontuberculous mycobacterial otitis media）

はじめに

中耳は鼓膜穿孔から感染，鼓膜穿孔がない場合は耳管経由で病原体が侵入する．主に細菌感染であり適切な抗菌薬で感染がコントロールされるが，稀とはいえ時には外科的治療や急激な全身状態の悪化など緊急を要する場合もある．また，通常の抗菌薬などの加療に抵抗し，初めて日常的によくみる細菌感染ではない病原体の存在に気づき，その後の治療に難渋することもある．可能な限り早期にそういった感染症を除外，診断する必要がある．遭遇することが稀とはいえ，結核などによる耳感染症も忘れてはならない．本稿ではこれらの耳感染症について症例や文献を交え論じる．

緊急の耳感染症

緊急の耳感染症は急性乳様突起炎である．急性乳様突起炎は急性中耳炎が乳突蜂巣に波及し，蜂巣内から蜂巣外へとさらに炎症が波及する．骨皮質の炎症となり，乳様突起部の皮膚発赤やさらには耳後部の骨膜下膿瘍をきたす．また，顔面神経麻痺や内耳炎，Gradenigo 症候群といった脳神経症状を伴うものや髄膜炎，S 状静脈洞血栓症，硬膜外膿瘍や脳膿瘍などの致命的な頭蓋内合併症などを起こす．

1．急性乳様突起炎

小児の中耳炎起炎菌として肺炎球菌がもっとも多いと報告されるが，近年は新規抗菌薬や小児への肺炎球菌結合型ワクチン（プレベナー®）の普及により入院を要する難治性の急性中耳炎そのものが減少してきている．ワクチンにより耐性肺炎球菌による感染症が減少，さらに小児急性中耳炎診療ガイドライン普及により重症化，難治化する中耳炎は減少していると考えられてきた．しかし，局所所見の確認が遅れ重症化する例が増加する可能性も示唆されており[1]．さらに，2000 年以降に

* Hatano Miyako, 〒 920-8640 石川県金沢市宝町 13-1　金沢大学附属病院耳鼻咽喉科頭頸部外科・研修医　専門医総合教育センター，助教

は年間の乳様突起炎患者や手術を要する重症例が増加しているという報告も複数ある。抗菌薬が発達しワクチンの普及した現在においても頭蓋内合併症を起こすことがあるので，その対応は知っておくべきである[2)~4)]。ワクチン接種率の増加により肺炎球菌による急性中耳炎が減少する可能性が高いとはいえ，ワクチン非含有株による感染も近年懸念されている。

急性中耳炎として先行した治療が行われている症例も多いが，鼓膜に典型的な中耳炎所見のない耳もあるので注意を要する。先行した内服抗菌薬の投与によって鼓膜所見は正常化しても乳突腔には薬剤が浸透せず，乳突蜂巣の病変が残存し乳様突起炎を発症する可能性がある[2)5)]。

手術治療は鼓膜切開や鼓膜チューブ挿入，耳後部を切開し膿瘍のみの切開排膿，乳突削開といった中耳手術が挙げられる。抗菌薬経静脈投与のみでなく，乳突削開を含む中耳手術を施行した例は速やかに消炎し良好な経過が得られることが報告されている。小児急性乳様突起炎にて中耳手術を要した症例は42〜60％とされる[6)7)]。合併症のない症例についても無駄に保存的加療を長引かせず，数日以内に抗菌薬による保存的加療の効果判定を行い，中耳手術の必要性を検討すべきである[2)3)8)]。

【診断と治療のポイント】

鼓膜の発赤，膨隆，耳漏といった局所所見，発熱などの全身症状，一般的な採血（WBC，CRPなど），培養による起因菌の同定を行う。最重要なのは早急な CT 検査とその所見である。骨破壊や骨欠損の有無から周囲への炎症波及を確認する。可能ならば造影 CT 検査を行い膿瘍形成や S 状静脈洞血栓症の有無についても確認を行う。

治療は強力な抗菌薬投与である。抗菌薬療法としてセフォタキシム 150 mg/kg/日，あるいはセフトリアキソン 50 mg/kg/日＋クリンダマイシン40 mg/kg/日投与を行う（エビデンスレベル B Ⅲ）[9)]。骨破壊を伴わない乳突蜂巣の炎症は抗菌薬の保存的加療で治療可能な場合もあると考えられるが，乳突蜂巣の集簇性骨破壊を伴う急性乳様突起炎では重篤な側頭骨内，頭蓋内合併症へと進展する危険を伴うため，早期に乳突削開を含む中耳手術を行い，感染源を制御する外科治療を検討すべきである。

2．急性乳様突起炎による合併症

1）頭蓋外合併症

(1) 耳周囲蜂窩織炎，耳後部骨膜下膿瘍

頭蓋外合併症では耳後部骨膜下膿瘍の頻度が高く，膿瘍ドレナージのみでは効果に乏しく，乳突削開を必要とすることも多い[6)]。当科で経験した症例について提示する（症例 1）。

(2) 錐体尖炎・膿瘍

急性乳様突起炎の 5.6％に錐体尖炎の合併があったことが報告されている[10)]。また，亜急性（遮蔽性・遷延性）乳様突起炎からの錐体部への炎症波及の報告もある[11)]。錐体尖炎から Gradenigo 症候群を呈することがあり，注意が必要である。

(3) Bezold 膿瘍

近年では報告は少なく稀な疾患となった。急性乳様突起炎の炎症が骨皮質を穿刺し瘻孔を形成し，乳様突起先端の内面の瘻孔より膿瘍が胸鎖乳突筋内面に流下した状態である。放置されると胸鎖乳突筋に沿って下降し，副咽頭間隙や咽後間隙に膿瘍を形成し，さらに下降すると縦隔まで進展し重篤な状態となることが報告されている[12)]。糖尿病といった基礎疾患を認めることもあるがない場合もある。真珠腫性中耳炎や慢性化膿性中耳炎，亜急性（遮蔽性・遷延性）乳様突起炎からの炎症波及の報告が多く，急性中耳炎からの発症はわずかである[12)13)]。Bezold 膿瘍に対する治療は起因菌に対する適切な抗菌薬投与と乳突蜂巣内の清掃および頸部膿瘍に対する外科的排膿処置である。

2）頭蓋内合併症

中耳炎に伴う頭蓋内合併症には以下のものが挙げられる。頻度は脳膿瘍がもっとも高く60％，髄膜炎が20％，硬膜外膿瘍が7％，硬膜下膿瘍が6％である[13)]。頭蓋内合併症の外科的治療には脳神経外科と連携して判断が必要となる。感染源をドレナージするために乳突削開を含めた中耳手術を早

急に行うべきという意見が多い[2)3)5)6)8)15)].

(1) S状静脈洞血栓症

S状静脈洞血栓症の治療は，米国心臓協会（AHA），米国脳卒中協会（ASA）による脳静脈血栓症診療ガイドラインでは，急性期の治療として細菌感染が疑われる脳静脈血栓症患者には適切な抗菌薬投与と脳静脈血栓症に関連する感染源の外科的なドレナージをすべきであると，急性期治療の中でもっとも強いエビデンスレベルで推奨されている[11)]．亜急性（遮蔽性・遷延性）乳様突起炎からの炎症波及の報告もある．

(2) 細菌性髄膜炎

肺炎球菌性髄膜炎疑いの初期治療はセフォタキシム200〜300 mg/kg/日あるいはセフトリアキソン100 mg/kg/日＋バンコマイシン60 mg/kg/日を感受性試験の結果が出るまで投与すべきである（エビデンスレベルAⅡ）[9)]．グラム染色や培養検査にて肺炎球菌以外の病原体が証明された場合はバンコマイシンの必要はない．抗菌薬治療に追加するデキサメタゾンは聴力障害やその他の神経学的後遺症を減らす[9)]．鼓膜切開や鼓膜チューブ挿入術を行い，必要に応じて乳突洞病変には中耳手術などの外科的治療を行う．

(3) Gradenigo 症候群

中耳炎，外転神経麻痺，三叉神経痛の三主徴を示す症候群である錐体尖炎はGradenigo症候群として知られるが，近年は典型的なGradenigo症候群は稀である．本邦，海外の文献によると約半数の症例で保存的治療が行われている．しかし，治療が遷延した場合や髄膜炎などの頭蓋内合併症を合併した場合，もしくは慢性的な鼓室，乳突洞の炎症があると判断される場合には外科的治療が推奨される[16)]．

(4) 硬膜外膿瘍

原因として慢性中耳炎が90〜95％，急性中耳炎が5〜10％と報告があるが，慢性中耳炎でも真珠腫性中耳炎がもっとも多く全体の65％を占める．急性中耳炎が原因となる症例は小児に多く，慢性中耳炎が原因となる症例は成人に多いとされる[17)]．亜急性（遮蔽性・遷延性）乳様突起炎からの炎症波及にて硬膜外膿瘍を形成することもある．硬膜外膿瘍の診断には頭部造影MRIが硬膜と膿瘍の位置関係を評価できるために有用である．治療は感受性のある抗菌薬投与と外科的治療である．原則として中耳手術を早期に行い，必要に応じて脳神経外科手術が行われることが多い[14)]．

症例1：乳児の急性乳様突起炎（自験例）

7ヶ月の男児．

【主　訴】 右耳漏，耳後部腫脹

【現病歴】 鼻汁，咳症状出現，その数日後に38℃台の発熱，右耳漏と耳後部皮膚の腫脹と発赤を認めたため総合病院小児科を受診．同院のCTにて乳様突起炎を疑われたため当院に紹介となった．中耳炎は初感染であり，耳漏と発熱以外には全身状態に問題なく，機嫌は良好であった．

【既往歴・生育歴】 1ヶ月前に保育園に入園，同胞なし．中耳炎を含め既往歴には特記すべきことはなし．肺炎球菌ワクチンおよびインフルエンザ菌b型ワクチンは接種済み．

【診察所見】

体温37℃，WBC 18,360/μL，CRP 6.63 mg/dL．

右外耳道は膿汁にて鼓膜確認できず，左鼓膜は発赤と腫脹を認めた．

【側頭骨CT】 右耳後部皮下腫脹，側頭骨一部菲薄化し膿瘍形成疑う（図1）．

両鼓室陰影，左鼓膜膨隆（図2）．

【入院後経過】 同日入院．抗菌薬セフォタキシム投与開始，翌日に全身麻酔下に耳後部より右乳突洞開放術，両鼓膜切開術を施行した．養育者の希望により鼓膜チューブ挿入術は行わなかった．

【手術所見】 耳後部切開を行い，右側頭骨皮質に骨破壊と瘻孔形成を確認，同部位から既に排膿を認めた．鋭匙にて瘻孔を拡大したところ膿汁と炎症性肉芽の充満を認めた．可及的に乳突蜂巣を削開，耳後部にドレーン留置した．右鼓膜は発赤と腫脹，前上方に穿孔があり，膿汁の漏出を認めた．切開を追加し穿孔を拡大し，鼓室内の膿汁を吸引した．左鼓膜も切開し，粘稠な膿性貯留液を

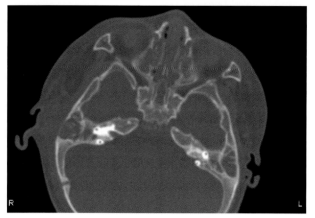

図 1. 右耳後部皮下腫脹，側頭骨一部菲薄化し
膿瘍形成疑う

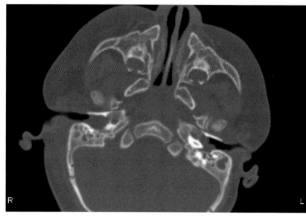

図 2. 両鼓室陰影，左鼓膜膨隆

吸引した．

【術後経過・考察】 術後は耳後部のドレーンより洗浄を行い，鼓膜所見と採血所見の改善とともに術後8日目にドレーン抜去，11日目に退院となった．術中の培養結果では *Staphylococcus aureus*(MSSA)が検出された．以後，かかりつけの耳鼻咽喉科にて経過観察を行っていたが，以後2年の間に数回の両耳中耳炎の反復があり，鼻汁培養にて *Streptococcus pneumoniae*(PSSP)，*Hemophilus influenzae*(BLNAR)，*Moraxella catarrhalis* が検出された．

　本症例は低年齢保育で反復性中耳炎のリスク児であり，中耳炎初罹患にて急性乳様突起炎となった症例であった．乳児期の初めての急性中耳炎であっても乳様突起炎に至ることもあり得る．鼓膜所見は確認できなくても耳後部の発赤や腫脹といった典型的な乳様突起炎の所見であったため，小児科より早期に紹介され治療から治癒に至った．以後も反復性中耳炎のハイリスク児として経過観察を必要とした．

難治の忘れた頃の耳感染症

　難治性耳漏をきたす難治性中耳炎のうち，みる機会はほとんどないが忘れてはならない結核性中耳炎，同時に覚えておくべき非定型抗酸菌性中耳炎について述べる．ほか，ムコーズス中耳炎，中耳真菌症(otomycosis)，MRSA 感染による中耳炎，頭蓋底骨髄炎などがあるが，本稿では割愛する．

　耳漏があり抗菌薬が無効な難治性中耳炎は，抗酸菌感染も念頭に置き，一般細菌や真菌の培養に加え抗酸菌培養検査を行う．抗酸菌は培養結果が出るのに4〜8週間程度かかるので，抗酸菌塗抹検査も同時に行う．塗抹検査で抗酸菌陽性の場合はインターフェロンγ遊離試験(QuantiFERON® もしくは T-SPOT® TB)および結核菌 PCR 検査(Tb-PCR)と *Mycobacterium avium* complex 症 PCR 検査(MAC-PCR)を提出し，結核菌か非結核菌か鑑別する．インターフェロンγ遊離試験陽性でTb-PCR 陽性であれば結核の治療を行う．インターフェロンγ遊離試験陰性でMAC-PCR 陽性であればMAC 症治療に準ずる．MAC 菌とは *M. avium* と *M. intracellulare* の2菌種を主とする光不発色菌の遅発育菌の総称である．インターフェロンγ遊離試験陰性でPCR(Tb-PCR および MAC-PCR)陰性であれば繰り返し培養，PCR 検査を提出する．培養でコロニーを認めれば非結核性抗酸菌症の菌種同定を行い治療する．非結核性抗酸菌症の場合は複数回菌同定することが望ましい[18]．*M. abscessus* や *M. fortuitum*，*M. chelonae* などの迅速発育菌はMAC-PCR では同定されず，培養結果で確定される．インターフェロンγ遊離試験は BCG 接種や非結核性抗酸菌の影響を受けないため，ツベルクリン反応に比較して特異度が高い．

1．中耳結核

　本邦における 2019 年の結核罹患率は人口10万対11.5 人であり，近年減少している．日本の結核

罹患率は近隣アジア諸国に比べ低い水準にあり，欧米先進国の水準に年々近づいている．しかし，未だに年間14,000人以上の人が結核を発症しており，本邦における死因の31位を占め，本邦最大の伝染病の一つであることに変わりはない．他の先進工業諸国と比べると，その率はまだ高い．本邦における結核患者の特徴としては，高齢者層と都市部における社会的困難層との2つの人口集団に偏在してきている．また，外国生まれの結核患者の割合は，全体では約10%だが，20代の若年層においては，その割合が70%を超しており，外国生まれの結核患者への対応も必要となっている[19]．

結核性中耳炎は日常診療で遭遇することは極めて稀である．結核性中耳炎の古典的特徴としては，耳介周囲リンパ節の腫脹，多発性鼓膜穿孔，一側性顔面神経麻痺，早期の高度難聴，骨壊死などの症状を示すとされている[20]．典型的な中耳への感染は肺結核から血行性，リンパ行性，経耳管経由といわれている．従来典型例とされていた多発鼓膜穿孔を呈する結核性中耳炎は稀であり，診断まで難渋する症例も少なくない[20)21]．結核は難治性耳漏を呈するが結核菌の一部はニューキノロン系抗菌薬に感受性をもつことも念頭に置く[22]．

顔面神経麻痺は中耳結核には特徴的な所見である．抗菌薬の発展した現在では急性化膿性中耳炎に顔面神経麻痺を伴う頻度は0.005%と報告されるが，本邦での中耳結核の報告のうち27%に顔面神経麻痺を伴っていた．中耳炎性顔面神経麻痺では中耳結核も念頭に置くことが必要である[23]．

【診断と治療のポイント】

抗酸菌培養，インターフェロンγ遊離試験，Tb-PCRにて診断を行う．上記いずれの検査でも偽陰性が生じる．早期診断のためには手術を行い，病理組織検査を実施することが必要とされるが，必ずしも病理組織検査でZiehl-Neelsen染色陽性とならない場合がある．診断後の治療は肺結核に対する標準的な治療，すなわちリファンピシン，イソニアジド，ピラジナミド，エタンブトールの4剤で2ヶ月治療後，リファンピシン，イソニアジドの2剤で4ヶ月治療するプロトコールに準ずることが多い[22]．

2．非結核性抗酸菌性中耳炎

非結核性抗酸菌症は結核菌以外の抗酸菌の総称で土壌，水，埃，家畜などの体内などの自然環境で増殖する環境寄生菌である[24]．ヒトへの感染は一種の迷入と考えられており，呼吸器感染症や皮膚病変の原因として挙げられる．ヒトからヒトへの感染は無視し得ると考えられており，隔離や届出などは必要ない．中耳への感染も稀であり，非結核性抗酸菌性中耳炎は1949～2018年までに34の著者より119例の報告がある[25]．非結核性抗酸菌性中耳炎はほぼ全例局所感染であり，大部分の症例で一般的な抗菌薬療法および鼓膜換気チューブによる治療の既往があるとされる[26]．局所所見は結核に類似する．局所所見のみでなく肺結核性抗酸菌症を合併する場合もあり，稀ではあるが，顔面神経麻痺やめまいといった内耳症状，Gradenigo症候群の報告もある[18]．

非結核性抗酸菌症には2種の代表的な菌種がある．*M. abscessus* や *M. fortuitum*，*M. chelonae* などの迅速発育菌と *M. avium* や *M. intracellulare* といった遅発育菌のうちの光不発色菌である．遅発育菌・光不発色菌は肺非結核性抗酸菌症の主な起因菌である．迅速発育菌による皮膚，軟部組織，骨組織感染の場合はクラリスロマイシンやアジスロマイシンといったマクロライド系抗菌薬の内服を基本とし，アミカシンやイミペネムの静注を併用したレジメンを用い，手術も有効とされている．遅発育菌・光不発色菌の場合はマクロライド系抗菌薬にエタンブトールとリファンピシンの3剤による内服加療を6～12ヶ月継続することが推奨されている[24]．骨髄炎を合併している場合は少なくとも6ヶ月以上かつ中耳の乾燥が得られてからさらに1ヶ月以上の抗菌薬投与を行い，骨髄炎を合併しない場合は中耳の乾燥が得られれば抗菌薬を中止してよいとする報告もある[27]．

一般的に非結核性抗酸菌症の治療はマクロライド系抗菌薬を中心とした抗菌薬療法であるが，そ

の治療成績は満足できるものではない．抗菌薬療法に加えて，手術が施行されている症例は多く，約半数の症例で乳突削開術などの治療的手術を行っており，手術と長期的な抗菌薬投与で治癒に至った報告が多い[25]．非結核菌性抗酸菌症はバイオフィルム内で増殖するためにバイオフィルム除去のためデブリードメント手術が必要となると考えられている[27]．

【診断と治療のポイント】

非結核性抗酸菌性中耳炎の診断のポイントとして，自然環境中の水系への曝露歴，鼓膜穿孔や鼓膜チューブ留置歴を認めること，そして肺非結核性抗酸菌症を合併することがある．

治療は迅速発育菌，かつ骨破壊や顔面神経麻痺や疼痛がない場合は抗菌薬によるマクロライド系

抗菌薬を中心とした抗菌薬治療を行う．迅速発育菌で，かつ骨破壊や骨髄炎の合併，抗菌薬による保存的加療に抵抗する場合や遅発育菌・光不発色菌の場合は乳突削開などの手術と抗菌薬治療を行う[25]．

症例2：非結核性抗酸菌性中耳炎（自験例）

61歳の女性．

【主　訴】　右難治性耳漏

【現病歴】　右鼓膜穿孔を指摘されたが，自覚症状もないため放置していた．その8年後に右耳閉感と耳漏を認め，近医耳鼻咽喉科にて加療を行うも改善なく当科を受診した．

【既往歴】　特記すべきことなし

【診察所見】　右鼓膜に小穿孔，漿液性滲出液付着，鼓室粘膜浮腫状（図3）．

【聴力検査（3分法平均聴力）】　右50 dBの伝音難聴，左23.3 dB

【CT】　側頭骨の発育は左に比較し右でやや抑制あり．上鼓室から乳突洞まで軟部陰影を認める（図4-A）

耳管鼓室口付近に軽度含気を認めるが，鼓室内にも軟部組織陰影を認める（図4-B）．

胸部CTにて結核病変なし．

【細菌検査】　ガフキー3号，*M. Abscessus*

【入院後・術後経過】　入院にてパニペネム／ベタミプロン，アミカシン，クラリスロマイシンによる多剤併用抗菌薬療法を開始した．耳漏は抗菌

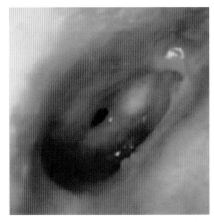

図3．右鼓膜に小穿孔，漿液性滲出液
付着，鼓室粘膜浮腫状

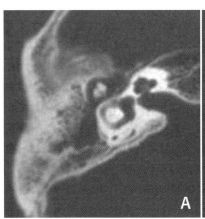 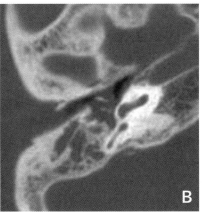

図4．
A：側頭骨の発育は左に比較
し右でやや抑制あり．上鼓室
から乳突洞まで軟部陰影を
認める
B：耳管鼓室口付近に軽度含
気を認めるが，鼓室内にも軟
部組織陰影を認める

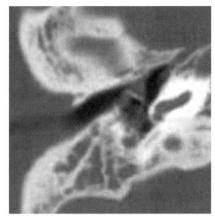

図 5. 耳管鼓室口から後部鼓室に含
気があるが，耳小骨周囲には軟
部組織陰影残存

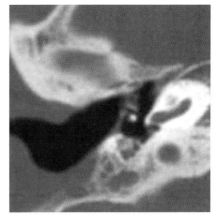

図 6. 耳管鼓室口から後部鼓室，コ
ルメラ周囲の含気良好．軟部組
織陰影消失

薬投与30日頃から減少を認めたが，抗菌薬による
嘔気や腹部膨満感と行った消化器症状より抗菌薬
継続が困難となり，31病日には鼓室内には含気が
でてきたことをCTで確認し得たが，耳閉感は改
善なく，乳突洞陰影は残存していた（図5）．36病
日に全身麻酔下に中耳内清掃のために鼓室形成術
を行った．中耳内には肉芽が充満しており，清掃
のために耳小骨連鎖はいったん外し，鼓室形成術
Ⅲc型を行った．術後2週間後に退院．以後，抗
菌薬は中止し定期観察を行った．術後3ヶ月後の
CTにて鼓室を含む中耳内にあった軟部組織陰影
が消失していることを確認し得た（図6）．術後平
均聴力は右30dBと術前より改善した．

【病理所見】　リンパ球，形質細胞を主体とする
炎症細胞浸潤と肉芽組織様の変化を認めた．抗酸
菌染色陽性像や乾酪壊死像は認めなかった．

おわりに

　本稿で述べた緊急の難治の忘れた頃の耳感染症
疾患は，稀とはいえ，耳鼻咽喉科医を長年してい
ると一度は経験することがあるかもしれない．急
性乳様突起炎はしっかりした抗菌薬投与はもちろ
んであるが，手術治療の要否の判断が遅れると頭
蓋内合併症を起こし致命的となる疾患である．必
要と判断された場合は躊躇わずに外科的な介入を
行う．遭遇することは稀とはいえ，難治性中耳炎
があった場合は漫然と抗菌薬投与を行わずに，適
切な治療に繋げるために，中耳結核と非結核性抗

酸菌性中耳炎を同時に疑い，検査を行うことを勧
める．

文　献

1) 仲野敦子，有本友季子，工藤典代：2007年以降
　に経験した急性乳様突起炎6症例の検討．耳鼻
　感染症エアロゾル会誌，5(1)：24-28, 2017.
2) 金井理絵，金丸眞一，山口智也ほか：乳突削開
　を含む中耳手術を行った急性乳様突起炎の検
　討．Otol Jpn, 31(2)：181-187, 2021.
　Summary　乳様突起炎に合併症を伴う場合，
　合併症がなくとも抗菌薬への反応不良な場合
　は，早期に中耳病変に対する手術を施行する．
3) Mierzwiński J, Tyra J, Haber K, et al：Pediat-
　ric recurrent acute mastoiditis：Risk factors
　and insights into pathogenesis. Int J Pediatr
　Otorhinolaryngol, 111：142-148, 2018.
4) Stern Shavit S, Raveh E, Levi L, et al：Surgical
　intervention for acute mastoiditis：10 years
　experience in a tertiary children hospital. Eur
　Arch Otorhinolaryngol, 276：3051-3056, 2019.
5) Luntz M, Brodsky A, Nusem S, et al：Acute
　mastoiditis--the antibiotic era：a multicenter
　study. Int J Pediatr Otorhinolaryngol, 57(1)：
　1-9, 2001.
6) Psarommatis IM, Voudouris C, Douros K, et
　al： Algorithmic management of pediatric
　acute mastoiditis. Int J Pediatr Otorhinolaryn-
　gol, 76(6)：791-796, 2012.
7) Mattos JL, Colman KL, Casselbrant ML, et al：
　Intratemporal and intracranial complications
　of acute otitis media in a pediatric population.
　Int J Pediatr Otorhinolaryngol, 78(12)：2161-

2164, 2014.

8) Loh R, Phua M, Shaw CL：Management of pediatric acute mastoiditis：systematic review. Laryngol Otol, **132**(2)：96-104, 2018.
　Summary　乳突削開術は乳様突起炎の重要な外科治療であるが，合併症のない場合は抗菌薬による保存的治療が有効である．

9) 齋藤昭彦(監訳)：ネルソン小児感染症治療ガイド　第2版：69, 102. 医学書院, 2017.

10) Vazquez E, Castellote A, Piqueras J, et al：Imaging of complications of acute mastoiditis in children. Radiographics, **23**(2)：359-372, 2003.

11) 坂口　優，島田茉莉，高野澤美奈子ほか：隠蔽性(亜急性)乳様突起炎から波及した錐体尖膿瘍症例．耳鼻感染症エアロゾル会誌, **5**(2)：85-89, 2017.

12) 小針健大，小川　洋，横山秀二：Bezold 膿瘍に進展した成人急性乳様突起炎例．耳鼻臨床, **113**(7)：415-422, 2020.

13) 立石優美子，高橋正時，喜多村　健：Bezold 膿瘍を形成した隠蔽性乳様突起炎の1例．Otol Jpn, **23**(3)：210-215, 2013.

14) 窪島史子，金丸眞一，前谷俊樹ほか：亜急性中耳炎・乳様突起炎に合併した両側性硬膜外膿瘍例．耳鼻臨床, **107**(6)：441-446, 2014.

15) 伊藤真人：子どもの中耳炎の診断と治療：特に手術適応について．耳展, **60**(2)：62-68, 2017.

16) 蓮　琢也，多田剛志，海邊昭子ほか：保存的加療にて治癒が得られた Gradenigo 症候群の1例．Otol Jpn, **27**(5)：699-705, 2017.

17) 谷　亜希子，小川　洋，横山秀二ほか：急性中耳炎から硬膜外膿瘍をきたした1例　Otol Jpn, **18**(3)：194-198, 2008.

18) 上原奈津美，後藤ゆか子，山本沙織：内耳障害を来した中耳非結核性抗酸菌症の1例．Otol Jpn, **25**(5)：823-827, 2015.

19) 公益財団法人結核予防会結核研究所疫学情報センター：結核の統計．https://www.jata.or.jp/rit/ekigaku/toukei/nenpou/

20) 古舘佐起子，岩崎　聡，高橋優宏ほか：肺結核から診断された結核性中耳炎の1例．耳喉頭頸, **90**(8)：679-683, 2018.

21) 中西　啓，泉　智沙子，遠藤志織ほか：結核性中耳炎の1例．JOHNS, **33**(3)：411-415, 2017.

22) 浅岡恭介，稲垣　彰，村上信五：抗結核薬減感作療法を必要とした中耳結核の一例と最近の中耳結核の臨床像の検討．Otol Jpn, **27**(2)：118-124, 2017.

23) 三好　毅，有賀健治，松代直樹：顔面神経麻痺をきたした中耳結核の1例．Facial Nerv Res, **39**：103-105, 2019.

24) Griffith DE, Aksamit T, Brown-Elliott BA, et al：An official ATS/IDSA statement：diagnosis, treatment, and prevention of nontuberculous mycobacterial diseases：Am J Respir Crit Care Med, **175**(7)：744-745, 2007.

25) 荒井康裕，和田　昂，森下大樹ほか：Mycobacterium abscessus による非結核性抗酸菌性中耳炎　症例報告と文献レビュー．Otol Jpn, **31**(2)：194-202, 2021.
　Summary　非結核性抗酸菌性中耳炎の感染経路，手術治療の必要性，抗菌薬選択と投与期間，聴力予後について症例報告およびレビューを行った．

26) Redaelli de Zinns LO, Tironi A, Nassif N, et al：Temporal Bone Infection Caused by Atypical Mycobacterium：Case Report and Review of the Literature. Otol Neurol, **24**：843-849, 2003.

27) Yeh CF, Tu TY, Wang MC, et al：Emergence of Refractory Otomastoiditis Due to Nontuberculous Mycobacteria：Institutional Experience and Review of the Literature. Clin Infect Dis, **62**(6)：739-745, 2016.

MB ENT, 266：39-47, 2022

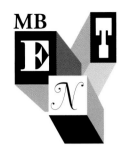

◆特集・知っておきたいみみ・はな・のどの感染症—診断・治療の実際—

緊急の・難治の，忘れた頃の「はな」の感染症

野本美香[*1]　佐藤廣仁[*2]　鈴木俊彦[*3]

Abstract　鼻・副鼻腔の炎症が周囲に波及すると眼窩内合併症や頭蓋内合併症をきたすことがある．合併症を疑う場合は CT や MRI などの画像検査を行い，手術時期を見極めることが必要である．視力障害を認める症例は可能な限り早期の観血的治療が望ましい．脳膿瘍における脳神経外科的ドレナージについては意識障害や頭蓋内圧亢進症状の程度に応じて，脳神経外科医と綿密に相談し実施の有無や時期を決定する必要がある．

鼻・副鼻腔の結核や放線菌症などは頻度は稀であるが，その疾患を想定した検査をしなければ診断することが難しい．診断が困難な症例や難治性の症例に遭遇した場合はそれらも念頭に置いた検査を進めることが必要である．

Key words　副鼻腔炎（sinusitis），眼窩内合併症（orbital complication），頭蓋内合併症（intracranial complication），鼻腔結核（nasal tuberculosis），放線菌症（actinomycosis）

はじめに

鼻・副鼻腔は頭蓋底や眼窩と接しており，炎症が周囲に波及すると眼窩蜂窩織炎や眼窩内膿瘍などの眼窩内合併症や脳膿瘍や硬膜下膿瘍などの頭蓋内合併症をきたすことがある．治療が遅れると障害が不可逆的となったり，重篤化し生命予後にかかわる状態となったりするため，早期の診断と適切な治療が必要である．

結核や放線菌症などは遭遇することは稀であるが，その疾患を想定して検査を進めなければ診断が困難であることも多く，どのような場合に疑い，どのような検査や治療を行うのか念頭に置く必要がある．

本稿では上記のような緊急での治療が必要な鼻・副鼻腔疾患や頻度は高くないが知っていなければ診断や治療が難しい疾患について症例を提示し述べる．

緊急の「はな」の感染症

緊急で治療が必要な「はな」の感染症には鼻・副鼻腔疾患由来の鼻性眼窩内合併症と鼻性頭蓋内合併症が挙げられる．

1．鼻性眼窩内合併症

鼻性眼窩内合併症は鼻・副鼻腔疾患が原因で発症し，眼瞼腫脹，眼球運動障害，視力障害などの視器症状をきたす疾患である．治療が遅れると視力障害が残存したり，海綿静脈洞血栓症や髄膜炎を続発し命にかかわることもある．Chandler らは感染に伴う眼窩内炎症の進行度を，Group Ⅰ：炎症性浮腫，Group Ⅱ：眼窩蜂窩織炎，Group Ⅲ：眼窩骨膜下膿瘍，Group Ⅳ：眼窩内膿瘍，Group Ⅴ：海綿静脈洞血栓症に分類した[1]．

Chandler 分類の Group Ⅰ，Ⅱにはまず保存的加療を行い，Group Ⅲ以上では積極的に手術をすべきとする意見が一般的である[2]．一方，Group

*1 Nomoto Mika，〒960-1295 福島県福島市光が丘1番地　福島県立医科大学耳鼻咽喉科学講座，講師
*2 Sato Hirohito，同，助手
*3 Suzuki Toshihiko，福島県立医科大学会津医療センター耳鼻咽喉科，助手

Ⅲの眼窩骨膜下膿瘍については早期から積極的に手術加療を行うべきという意見に対して頻回な視器症状の評価を行いつつ保存的に加療して軽快したという報告[3]や保存的加療を先行し24～48時間経過しても眼球突出や眼球運動障害などの症状が改善しなければ手術適応であるとの報告もある[4].

工藤らは鼻性視神経症の視力予後を左右する因子として，① 治療前の視力，② 視神経乳頭所見，③ 発症から手術までの期間，④ 囊胞の場合は囊胞内容液の性状，⑤ 視神経管骨壁破壊（欠損）の有無を挙げており，③ 発症から手術までの期間については発症24時間以内が golden time で，高度の視力障害でも24時間以内であれば回復の可能性が高い，一応2ヶ月以内は回復の余地があるとしている[5]. 視力障害がある例は可能な限り早期の観血的治療が望ましい.

急性鼻副鼻腔炎と浸潤性副鼻腔真菌症について症例を提示し解説する.

1）急性鼻副鼻腔炎

急性鼻副鼻腔炎はウイルス感染が発端となり細菌感染に移行すると考えられている．主な起炎菌としては肺炎球菌，インフルエンザ菌が多い．急性鼻副鼻腔炎に起因する眼窩内合併症は篩骨洞炎から眼窩に炎症が波及することが多い．また，小児は合併症を起こしやすく，男子は女子に比べ合併症を起こしやすい[6]. 合併症を疑う場合はCTやMRIなどの画像検査を行うとともに，眼科医に診察を依頼し視力障害や眼球運動障害の有無を確認することが大切である．視力障害が出現するようであれば早期の副鼻腔手術，眼窩の減圧手術を行うべきである.

症例：19歳，男性

【主　訴】　左眼瞼の腫脹

【既往歴】　特記事項なし

【現病歴】　A型インフルエンザの診断でラニナミビルオクタン酸エステル水和物を投与された．以降，膿性鼻汁が持続していた．インフルエンザ罹患後9日目に左眼瞼の腫脹と疼痛が出現し，近医眼科を受診．精査目的に当院眼科を紹介される

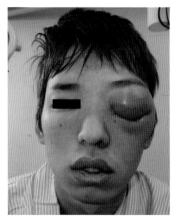

図 1. 初診時顔貌所見
左眼瞼の発赤，腫脹，緊満感があり，開眼はできなかった

予定となった．帰宅後，左目の腫脹が急激に増悪した．翌日，当院眼科受診．副鼻腔炎からの眼窩内炎症波及の診断となり，同日当科紹介．CTにて左副鼻腔陰影と左眼窩骨膜下膿瘍を認め同日入院となった.

【初診時所見】

顔貌：左眼瞼の著明な腫脹，発赤，緊満感を認めた（図1）.

視機能：左眼球の全方向性の運動障害，左指数弁の視力障害を認めた.

鼻腔内視鏡：左中鼻甲介の発赤腫脹，左中鼻道からの膿汁流出を認めた.

CT：左上顎洞，篩骨洞，前頭洞に軟部陰影を認めた．前頭洞と眼窩の間の骨壁が一部欠損または菲薄化しており，その部位に接する眼窩上内側に骨膜下膿瘍を認めた（図2）.

【治療経過】　急性鼻副鼻腔炎からの左眼窩骨膜下膿瘍と診断し同日緊急手術を施行．左上眼瞼を切開し骨膜下膿瘍を開放．眼窩内脂肪組織の間からも排膿を確認しドレーンを留置した．次いで，左内視鏡下鼻内手術を施行．前頭洞を開放すると多量の排膿を認めた．セフォゾプラン（CZOP）を投与した．術後2日目には眼瞼皮膚の一部が壊死し瞼板の露出を認めた.

細菌培養で嫌気性菌である *Streptococcus constellatus*，*Micromonas micros*，*Porphyromonas asaccharolytica* が確認された．術後3日目に抗菌

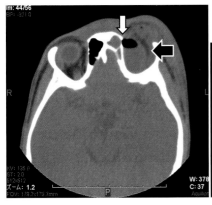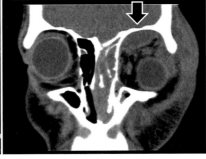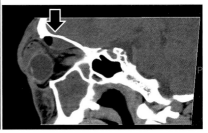

図 2. 副鼻腔単純 CT
左上顎洞，篩骨洞，前頭洞に軟部陰影を認めた
黒矢印：左眼窩上内側に骨膜下膿瘍があり，膿瘍内部に含気を認めた
白矢印：左前頭洞と眼窩の間の骨壁が一部欠損または菲薄化していた

薬をタゾバクタム・ピペラシリン（TAZ/PIPC）と
メトロニダゾール（MNZ）に変更し，11 日間投与
した．

連日，副鼻腔洗浄処置を施行した．副鼻腔炎，
眼窩内膿瘍は改善し視力障害や複視などの合併症
なく治癒した．

2）浸潤性副鼻腔真菌症

副鼻腔真菌症は重篤な症状を呈する浸潤性と限
局した病変を呈する非浸潤性に大別され，浸潤性
はさらに 4 週間以内に急速に進行する急性浸潤性
と，4 週間以上の経過で進行する慢性浸潤性に分
類される．浸潤性副鼻腔真菌症は副腎皮質ホルモ
ン，抗生物質の汎用による全身抵抗力の低下，悪
性腫瘍や糖尿病などの基礎疾患を持つ患者の日和
見感染，免疫力の低下などの原因により近年増加
傾向である[7]．真菌の周囲粘膜や血管への浸潤，
骨破壊を伴い，眼窩内合併症や頭蓋内合併症を起
こしやすく極めて予後不良である．原因真菌とし
てはアスペルギルスが大半をしめ，稀にムーコル
やカンジダの場合がある．

症　状：真菌の進展様式，範囲によって多彩な
症状を呈する．病変が眼窩内に進展すると眼瞼下
垂，視力障害，眼球運動障害による複視が認めら
れる．頭蓋底や頭蓋内に進展した場合は髄膜刺激
症状や眼窩先端症候群や海綿静脈洞症候群などの
種々の脳神経障害から脳梗塞，意識障害をきた
す[7]．

診　断：CT にて石灰化や濃淡像を伴う副鼻腔
内の軟部濃度陰影に加えて，骨破壊や周辺臓器へ
の浸潤所見を認める．MRI では病変部が T1 強調
画像で等信号，T2 強調画像で低〜無信号を呈す
る．造影 MRI では硬膜浸潤，眼窩先端部浸潤，内
頸動脈や海綿状脈洞など血管への浸潤性変化を確
認する．

確定診断には培養検査や病理検査が必要である
が，培養検査で真菌の同定がなされる場合は少な
く，手術検体の病理組織学的所見に基づいて行わ
れることが多い．粘膜や粘膜下の血管内への真菌
の浸潤が観察される．

補助診断として β-D グルカンの測定が有用で
あるが，必ずしも高値とならないこともあり注意
が必要である．また，ムーコルが原因の場合には
上昇しない．

治　療：治療の第一選択は外切開による拡大手
術での病変の摘出である．しかし，診断確定時に
はすでに広範囲に進展しており，手術が困難であ
ることも多い．さらに，眼球摘出など拡大手術を
どこまで行うかは統一した見解がない．内視鏡下
鼻内手術を行って可能な限り病変を除去したうえ
で術後抗真菌薬の全身投与を行うのも選択肢の一
つと考えられている[8]．抗真菌薬としてはアゾー
ル系抗真菌薬であるボリコナゾール（VRCZ）が第
一選択となるがムーコルには無効であり，その際
はアムホテリシン B リポソーム製剤（L-AMB）が
推奨される．

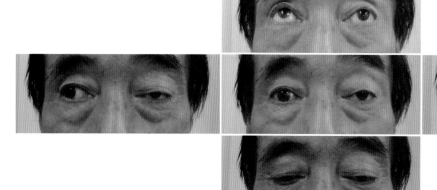

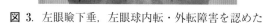

図 3. 左眼瞼下垂，左眼球内転・外転障害を認めた

症例：63 歳，男性

【主 訴】 複視，頭痛，左眼痛

【既往歴】 ネフローゼ症候群（プレドニン 20 mg/日内服中）

【現病歴】 頭痛，左眼痛が出現し，その 1 週間後に複視を自覚し近医眼科受診した．その際，視力低下はなかった．4 日後，精査目的に総合病院神経内科紹介受診．画像検査で副鼻腔陰影を認め同院耳鼻咽喉科紹介．同日当科紹介となった．

【初診時所見】

顔貌：左眼瞼下垂を認めた．

視機能：左眼球の内転・外転障害を認めた．左視力は指数弁であった（図 3）．

鼻腔内視鏡：左蝶形骨洞自然孔から排膿を認めた．

CT：左蝶形骨洞，最後部篩骨蜂巣に軟部陰影を認めた．最後部篩骨蜂巣と接する視神経管の骨欠損を認めた．

MRI：左蝶形骨洞内部に T1 強調画像等信号，T2 強調画像無信号の部位を認めた（図 4）．

【治療経過】 副鼻腔真菌症からの眼窩炎症波及，浸潤性真菌症疑いと診断し同日緊急手術を施行．内視鏡下に副鼻腔開放を行った．左蝶形骨洞には白色塊が充満していた．最後部篩骨蜂巣は膿汁が充満し，その内部に走行する視神経管の骨欠損を認めた．β-D グルカンが陰性であり，ムーコルの可能性も否定できないことから L-AMB の投与を開始した．術後 10 日目に病理検査でアスペルギルスの診断となったため VRCZ に変更した．頭痛は改善したが，視力は増悪し光覚弁となった．術後 20 日目に VRCZ が原因と考えられる肝機能障害をきたしたためカスポファンギン（CPFG）に変更し，術後 6 週間まで投与した．その後，イトラコナゾール（ITCZ）の内服に変更し 5 ヶ月半投与した．視力は指数弁まで改善し，眼瞼下垂・眼球運動障害は完全に改善した．その後 2 年 6 ヶ月経過し，再発は認めていない．

2．鼻性頭蓋内合併症

副鼻腔は解剖学的に中枢神経系に近接しているため副鼻腔病変は頭蓋内合併症をきたしやすい．頭蓋内合併症は前頭洞の急性炎症から波及することが多く，また 10 歳台男子に多いといわれている．若年者では板間静脈が発達しており，また赤色骨髄が多く，骨髄炎を起こしやすいためと考えられている[6]．頭蓋内合併症には硬膜外膿瘍，硬膜下膿瘍，脳膿瘍，髄膜炎，海綿静脈洞血栓症などがある．

症 状：発熱，頭痛を伴う鼻症状が必発であり，嘔気・嘔吐，痙攣，意識障害，片麻痺などの中枢神経症状が加われば，頭蓋内合併症を強く疑う[9]．

診 断：副鼻腔炎の症状があり，頭蓋内合併症を疑う所見がある際は画像検査による迅速な診断が必要である．造影 CT では膿瘍形成があれば辺縁の造影効果が確認できる．副鼻腔炎の部位，骨欠損の有無も評価する．MRI の拡散強調画像により造影剤を使用せずとも脳膿瘍の早期診断が可能である[10]．

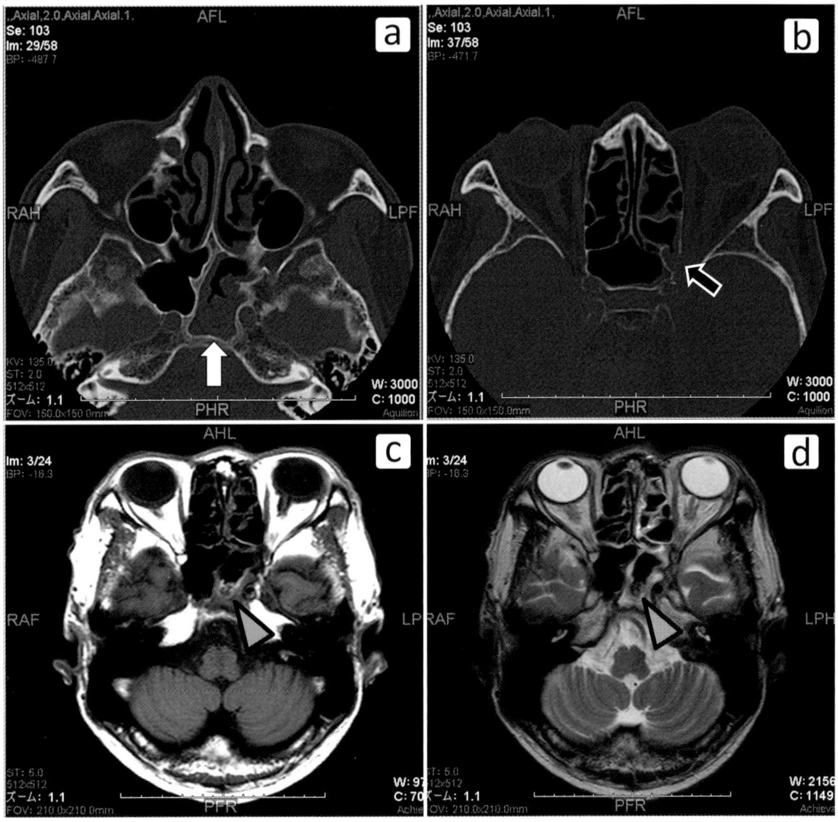

図 4.
副鼻腔単純 CT および単純 MRI
  a：CT．左蝶形骨洞内に軟部陰影を認める（白矢印）
  b：CT．左後部篩骨蜂巣の軟部陰影と左視神経管骨欠損を認める（黒矢印）
  c：MRI　T1 強調画像．左蝶形骨洞内に等信号の病変あり（橙矢頭）
  d：MRI　T2 強調画像．左蝶形骨洞内に無信号の病変あり（橙矢頭）

治　療：培養結果を待たずに抗菌薬投与を開始する必要があり，広域スペクトルで髄液移行性のよい抗菌薬投与を行う．副鼻腔手術と脳神経外科的な手術の時期については定まったものはない．脳神経外科的ドレナージについては意識障害や頭蓋内圧亢進症状の程度に応じて，脳神経外科医と綿密に相談し実施の有無や時期を決定することが必要である．状態が安定している場合は副鼻腔手術による感染巣の治療と抗菌薬投与を先行させ，神経症状の悪化や膿瘍の増大をきたす場合に脳神経外科的手術を行う方針も検討される．

予　後：画像診断技術の進歩，新規の抗菌薬などにより脳膿瘍の治療成績は向上しているが，死亡率は約 10% とされ，脳室内に穿破した際には死亡率はさらに高くなる．依然として生命を脅かす疾患である[10]．

症例：59 歳，男性
【主　訴】　左上下肢の脱力と麻痺
【既往歴】　高血圧，脳出血，右前頭洞嚢胞術後
【現病歴】　脳出血で当院脳神経外科に入院し保存的に治療された．その際の画像検査で前頭洞嚢胞を指摘され，当科において外切開による前頭洞嚢胞開放術を施行した．その後，再発なく経過していた．2 年 8 ヶ月後，元々脳出血にて左片麻痺があったが，症状が増悪し当院脳神経外科に入院した．画像検査にて脳膿瘍と副鼻腔病変を認め当科紹介となった．造影 CT にて右前頭洞陰影と硬膜の膿染と肥厚，右前頭葉に複数の ring enhancement を認めた．MRI では脳浮腫と正中構造の変位を認めた（図 5）．右前頭洞炎の頭蓋内波及による脳膿瘍と診断し，緊急で外切開による右前頭洞開放術を施行した．

前頭洞内は肉芽と膿汁，黒色塊が充満していた．メロペネム（MEPM），バンコマイシン（VCM），L-AMB の投与を行ったが，麻痺の改善なく，MRI で脳膿瘍・脳浮腫の拡大を認めたため，入院 18 日目に前頭開頭による右前頭葉部分切除・帽状腱膜皮弁による頭蓋底再建を行った．術後，意識状態の悪化や麻痺の増悪は認めなかった．病理診断はアスペルギルスで硬膜浸潤を認め

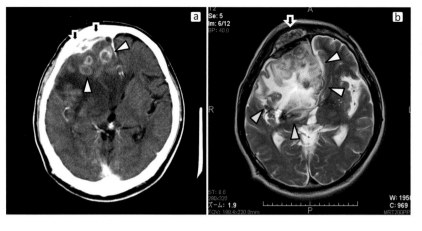

図 5.
頭部造影 CT および単純 MRI
　　a：造影 CT. 右前頭洞に造影
　　　効果のある病変と，硬膜の濃
　　　染と肥厚を認める(矢印). 右
　　　前頭葉に複数の ring enhance-
　　　ment を認める(白矢頭)
　　b：MRI　T2 強調画像. 右前頭
　　　洞に不均一な病変を認める
　　　(矢印). 脳浮腫(黄矢頭)と正中
　　　構造の変位(白矢頭)を認める

た. 入院24日目に低カリウム血症のため L-AMB
から VRCZ に変更し継続した. 左半身麻痺は脳膿
瘍の発症前まで改善し，補装具使用で歩行可能と
なった. 入院50日目にリハビリ目的に転院となっ
た. 退院後4年経過するが再発は認めていない.

忘れた頃の「はな」の感染症

　日常診療で遭遇する機会は稀であるが，その疾
患を想定した検査を進めなければ診断や治療が困
難となる疾患もあり念頭に置く必要がある. 本稿
では鼻副鼻腔結核，鼻副鼻腔放線菌症，鼻中隔真
菌感染について述べる.

1．鼻副鼻腔結核

　抗結核薬の発達と結核対策の推進などにより結
核は減少し，結核に接する機会は少なくなってき
ているが，日本の罹患率は欧米諸国に比べると高
い[11]. 結核は肺外結核として全身の臓器でみられ
ることがあり耳鼻咽喉科領域も例外ではない.
鼻・副鼻腔にも極めて稀ではあるが存在する. 診
断がつかない，あるいは難治性の鼻・副鼻腔疾患
は結核も考慮し検査を行うことが必要である.

　症　状：一側性の顔面しびれ，鼻閉，鼻汁(膿性
鼻汁)，鼻出血，疼痛などの症状を呈する.

　診　断：鼻腔所見としては白苔，びらん，易出
血性の腫瘤，鼻中隔穿孔などを認める[12].

　結核の検査方法としては，結核菌検査(局所・喀
痰の塗抹検査，培養検査)，同定検査(PCR 法な
ど)，免疫学的検査(クォンティフェロンや T-
SPOT)，病理検査がある[13]. クォンティフェロン
や T-SPOT は既感染でも陽性となること，結核に

感染してから陽性になるまでの期間が2〜3ヶ月
と考えられること，治療によって測定値が低下す
る場合としない場合があることに注意が必要であ
る. 一度の検査では結果が出ないことも多く，結
核を疑った場合は複数の検査を組み合わせて複数
回行うことも必要である.

　治　療：肺結核に準じて抗結核薬を投与する.
イソニコチン酸ヒドラジド(INH)，リファンピシ
ン(RFP)，ピラジナミド(PZA)と，エタンブトー
ル(EB)またはストレプトマイシン(SM)のいずれ
かの4剤を2ヶ月間，その後 INH と RFP の2剤
を4ヶ月間の合計6ヶ月間投与する. 手術が必要
となるのは多剤耐性結核など菌自体が残っている
場合と，機能的な予後の改善のために手術を必要
とする場合である. 2〜3ヶ月の有効な化学療法に
よって菌が減った時点で行うことが必要である[14].

2．鼻副鼻腔放線菌症

　放線菌症はアクチノマイセス属の *Actinomyces
israelii* が主な原因となる. アクチノマイセス属は
ヒトを含む多様な動物の口腔内に存在するととも
に，土壌にも広く分布している. ヒト常在菌の一
種であり内因性感染として放線菌症を起こす. 顎
口腔顔面と頸部(60%)，胸部(20%)および腹部
(20%)に好発する[15]. 耳鼻咽喉科領域では頬部，
顎下部，頸部に多く，鼻・副鼻腔の放線菌症は非
常に稀である. しかし，診断がつきにくいこと，
腫瘍性病変や真菌症との鑑別が必要なことより念
頭に置く必要がある.

　症　状：一側性の血性鼻漏，膿性鼻漏，鼻閉，
頬部腫脹などがある[16].

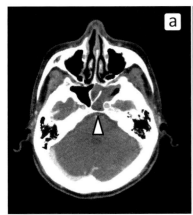
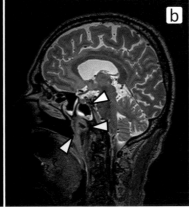
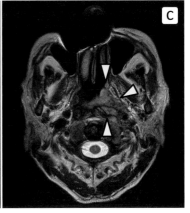

図 6．副鼻腔単純 CT および頭部単純 MRI
a：CT．左蝶形骨洞に軟部陰影を認める（白矢頭）
b，c：MRI　T2 強調画像．左蝶形骨洞に高信号の粘膜病変を認める（白矢頭）．
左蝶形骨洞から連続して上咽頭に等信号（一部無信号）の病変を認める

診　断：細菌培養は嫌気性菌であること，発育が遅いことにより陽性率は低く病理組織学的に診断されることが多い．X 線，CT 所見では病巣の石灰化と骨破壊が特徴的である[16]．

治　療：ペニシリンが奏効するが，大量投与と再発予防のための長期投与（6〜9 ヶ月）が必要である[15]．

症例：71 歳，男性

【主　訴】　耳痛，左側頸部痛

【既往歴】　C 型肝炎，悪性リンパ腫

【現病歴】　悪性リンパ腫（diffuse large B-cell lymphoma）にて化学療法が施行され寛解状態であった．その 7 ヶ月後，右耳痛を認め耳鼻咽喉科紹介となった．

【臨床経過】　右滲出性中耳炎にて鼓膜切開を行い，右耳痛，中耳炎は改善した．その後，左側頭部痛，左耳痛，左顔面痛が出現，さらに舌下神経麻痺をきたした．CT，MRI にて左蝶形骨洞から上咽頭にかけての骨破壊を伴う病変を認めた（図6）．腫瘍性病変を疑い全身麻酔下に上咽頭より生検を行ったところ放線菌症の診断となった．アモキシシリン（AMPC）750 mg／日を 7 ヶ月投与し疼痛は改善し，蝶形骨洞，上咽頭病変は消失したが舌下神経麻痺は残存した．

3．鼻中隔真菌感染

鼻中隔に壊死性病変が生じる原因は鼻性 NK/T 細胞リンパ腫，多発血管炎性肉芽腫症，感染症，薬物など多岐にわたる．壊死組織のみの生検では診断が困難な場合があり，周囲の正常組織も生検することが勧められるが，診断に苦慮することも多い．化学療法などによる易感染性宿主においては深在性真菌症を発症することがあり，鼻中隔壊死性病変の原因となることがある．急性骨髄性白血病に対する化学療法中に真菌感染による鼻中隔の壊死性病変を生じた症例を提示する．

症例：78 歳，女性

【既往歴】　骨髄異形成症候群，非結核性好酸菌症，胃癌

【現病歴】　骨髄異形成症候群で治療歴があり，血液内科で経過観察をされていた．発熱を認め骨髄検査を行った結果，骨髄異形成症候群から急性骨髄性白血病への移行を認め化学療法が開始された．肺炎を認め，VCM などの抗菌薬，ミカファンギン（MCFG）が投与された．発熱が続くため，熱源精査のため耳鼻咽喉科紹介となった．

【臨床経過】　内視鏡所見では鼻中隔左側に痂皮が強固に付着していた．鼻中隔右側は正常粘膜であった．CT を施行したところ鼻中隔に明らかな病変は指摘できなかった．左上顎洞に軟部陰影を認めた．石灰化や骨破壊は認めなかった．鼻中隔痂皮周囲の粘膜，中鼻甲介粘膜の生検を行ったが慢性炎症の結果であった．その後，鼻中隔右側にも痂皮の付着がみられるようになり（図7），左鼻中隔痂皮付着部周囲に壊死組織が広がってきたた

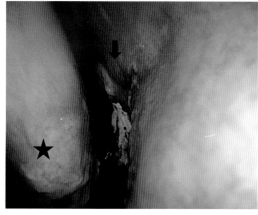 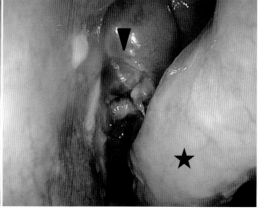

a．右鼻腔   b．左鼻腔

図 7．鼻内所見
鼻中隔左側に壊死状の病変を認める（矢頭）．対側の鼻中隔右側には
痂皮の付着を認めた（矢印）
星印：下鼻甲介

め壊死部から生検を行ったところアスペルギルス
が認められた．白血病浸潤の可能性も否定でき
ず，全身麻酔下に鼻中隔病変の切除と左上顎洞開
放を行った．病理検査にて鼻中隔軟骨にアスペル
ギルスの浸潤を認めた．周囲の粘膜や開放した左
上顎洞には真菌や腫瘍性病変は認めなかった．浸
潤性アスペルギルス症の診断にて VRCZ の内服
を行った．術後，鼻中隔病変切除部に新たな病変
の再発は認めていない．

おわりに

　鼻性眼窩内合併症や鼻性頭蓋内合併症は治療が
遅れると障害が不可逆的となったり，重篤化し生
命予後にかかわる状態となったりするため早期の
診断と適切な治療が必要である．それらを疑う所
見があれば画像診断を行い，手術の適応を適切に
判断しなければならない．また，結核や放線菌症
などは頻度は稀であるが，その疾患を想定した検
査をしなければ診断することが難しい．診断が困
難な症例や難治性の症例に遭遇した場合はそれら
も念頭に置いた検査を進めることが必要である．

参考文献

1) Chandler JR, Langenbrunner DJ, Stevens ER, et al：The pathogenesis of orbital complications in acute sinusitis. Laryngoscope, **80**：1414-1428, 1970.
2) Howe L, Jones NS：Guidelines for the management of periorbital cellulitis/abscess. Clin Otolalyngol Allied Sci, **29**：725-728, 2004.
3) 波多野　篤，志和成紀，飯村慈朗ほか：眼窩骨膜下膿瘍の治療に関する臨床的検討．日耳鼻会報, **109**：447-454, 2006.
4) Jackson K, Baker SR, Arbor A：Clinical implication of orbital cellulitis. Laryngoscope, **96**：568-574, 1986.
5) 工藤貴之，大島猛史，吉田征之ほか：鼻性視神経症の 3 例．耳鼻と臨, **54**(1)：15-22, 2008.
6) 日本鼻科学会急性鼻副鼻腔炎診療ガイドライン作成委員会：急性鼻副鼻腔炎診療ガイドライン2010 年版, 2010.
7) 太田伸男：浸潤型副鼻腔真菌症．JOHNS, **26**(11)：1801-1807, 2010.
　Summary　浸潤型副鼻腔真菌症の EBM に基づいた治療指針，特に抗真菌薬の種類や投与方法，手術治療法の選択と施行時期，予後因子などについて述べている．
8) 浅香大也：免疫不全症と副鼻腔真菌症．MB ENT, **177**：47-52, 2015.
9) 森野常太郎，杉本直基，山本和央ほか：硬膜下膿瘍をきたした急性副鼻腔炎の 1 例．耳展, **56**(3)：111-119, 2013.
10) 小林正人，川島真理子，寺野成彦ほか：脳室穿破した脳膿瘍に対して緊急ドレナージ術を施行し良好な予後を得た一例．Neurosurg Emerg, **21**：77-82, 2016.
11) 公益財団法人結核予防会結核研究所疫学情報セ

ンター：結核の統計　年報 2019. https://www.
jata.or.jp/rit/ekigaku/toukei/nenpou/
12）中西清香, 吉崎智一：鼻副鼻腔結核. MB ENT,
130：34-38, 2011.
Summary　自験例と本邦の過去の報告から,
鼻副鼻腔結核の特徴および診断治療の推移につ
いて概説している.
13）鈴木俊彦, 野本美香, 川瀬友貴ほか：原発性扁

桃結核例. 耳鼻臨床, **113**：11：713-718, 2020.
14）吉山　崇：結核の治療. MB ENT, **130**：11-15,
2011.
15）光山昌夫：アクチノマイセス属. 吉田眞一
（編）：439-440, 戸田新細菌学　改訂 34 版. 南
山堂, 2013.
16）浅野義一：鼻腔放線菌症例. 耳鼻臨床, 補 **129**：
26-30, 2010.

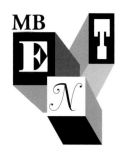

MB ENT, 266：48-54, 2022

◆特集・知っておきたいみみ・はな・のどの感染症—診断・治療の実際—

緊急の・難治の，忘れた頃の「のど」の感染症

大堀純一郎*

Abstract 患者が「のど」の症状を訴える場合に，咽頭を指しているのか喉頭を指しているのかは実際に問診，診察してみなければわからないことが多い．緊急の「のど」の疾患としては気道閉塞をきたす可能性のある扁桃周囲膿瘍，急性喉頭蓋炎，咽後膿瘍などが挙げられる．これらの疾患では窒息さえ回避できれば，予後は良好であり初期対応に十分な注意が必要である．難治性の感染症としては，ウイルス感染では HIV 感染症による免疫不全に伴う咽頭の感染症や，慢性的なウイルス感染による腫瘍性病変がある．難治性ではないが，治療には長期間の抗菌薬投与を必要とする細菌感染として，梅毒や結核がある．これらの感染症は抗菌薬と衛生環境の発達によって減少し，稀な疾患となった．しかし，近年増加傾向にあり，咽頭所見が診断につながることがあり，耳鼻咽喉科医として忘れてはならない感染症である．

Key words 扁桃周囲膿瘍（peritonsillar abscess），急性喉頭蓋炎（acute epiglottitis），咽後膿瘍（retropharyngeal abscess），梅毒（syphilis），結核（tuberculosis）

はじめに

咽も喉も「のど」と読む．患者が「のど」の症状を訴える場合に，咽頭を指しているのか喉頭を指しているのかは実際に問診，診察してみなければわからないことが多い．本稿では「のど」の感染症について実際の症例を提示しながら概説する．

緊急の咽頭・喉頭感染症

緊急の咽頭・喉頭感染症は，気道閉塞による呼吸困難や，咽頭痛による嚥下困難などを伴う．2019 年の厚労省の抗微生物薬適正使用の手引き[1]の急性気道感染症の診断および手順（図 1）をみると Red Flag として人生最悪の痛み，つばも飲み込めない，開口障害，嗄声，呼吸困難の症状を挙げており，これらの症状を呈する場合には，扁桃周囲膿瘍，急性喉頭蓋炎，咽後膿瘍などを考慮するとされている．

1．扁桃周囲膿瘍

扁桃周囲膿瘍には，上極型と下極型がありその臨床像が異なる．上極型が軟口蓋の著明な主張と口蓋垂の偏移，嚥下痛や開口障害を主訴とするのに対して，下極型では，中咽頭所見に乏しく嚥下痛とともに呼吸困難をきたしやすい[2]．

1）上極型扁桃周囲膿瘍

【症　例】　23 歳，男性

【主　訴】　つばも飲み込めない

【既往歴】　特記なし

【嗜好歴】　喫煙あり，飲酒あり

【現病歴】　2 日前から発熱，咽頭痛があり増悪してきた．つばも飲み込めないほどの咽頭痛と開口障害を主訴に受診した．

【現　症】　発熱 39.3℃，SpO_2 98％（room air），呼吸数 15 回/分．口腔内所見：左扁桃腫大，口蓋垂は右へ偏位，開口 3 横指（図 2），頸部所見：左下顎角直下に著明な圧痛．前頸部，側頸部リンパ節の腫大は認めなかった．

---

* Ohori Junichiro，〒 890-8520 鹿児島県鹿児島市桜ヶ丘 8-35-1　鹿児島大学大学院耳鼻咽喉科・頭頸部外科学分野，准教授

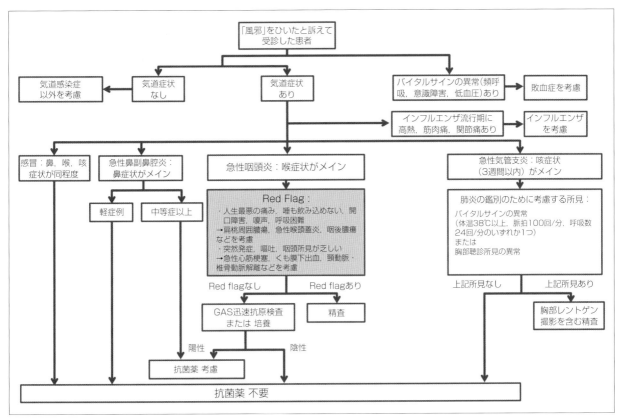

図 1. 急性気道感染症の診断および治療の手順
本図は診療手順の目安として作成したものであり，実際の診療では診察した医師の判断が優先される

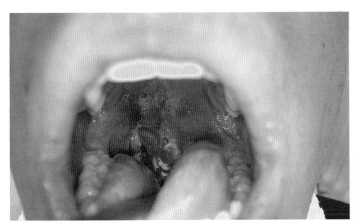

図 2. 上極型扁桃周囲膿瘍の中咽頭所見

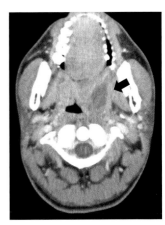

図 3. 頸部造影 CT

【血液生化学検査】　WBC：18,930/μL，好中球：78.2%，CRP：23.88 mg/dL

【喉頭内視鏡検査】　喉頭浮腫を認めない.

【頸部造影 CT 検査】　左扁桃周囲に膿瘍形成を示す低吸収域像を認めた(図3).

【臨床経過】　即日入院のうえ，局所麻酔下に右扁桃上極を穿刺吸引し，膿汁を確認した．その後，切開排膿を施行し，多量の膿汁排出を認めた．抗菌薬点滴を行い，翌日から経口摂取可能となり，第5病日に軽快退院とした.

【細菌検査】　*Fosobacterium necrophorum* 3+

＜解　説＞

本症例は，上極型扁桃周囲膿瘍で，症状として開口障害と嚥下痛をきたしている．上極型は若年

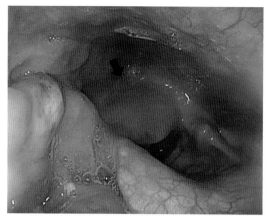

図 4. 下極型扁桃周囲膿瘍の咽頭所見

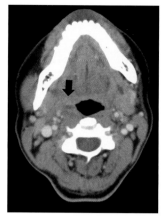

図 5. 頸部造影 CT

者に多い。嫌気性菌が起炎菌のことがあり，特に，*Fosobacterium necrophorum* が検出されると，再発しやすいとの報告もある[3]。本症例では切開排膿処置に十分な開口が得られていたが，開口障害が著明な場合には十分な処置視野が得られない場合もある。その際には穿刺吸引のみとしても軽快することが多い。患者の協力が得られない場合には，全身麻酔下での処置や，即時扁摘も考慮する。

2）下極型扁桃周囲膿瘍

【症　例】　63 歳，女性

【主　訴】　咽頭痛

【既往歴】　特記なし

【嗜好歴】　喫煙なし，機械飲酒

【現病歴】　2 日前から発熱，咽頭痛あり，近医耳鼻咽喉科を受診したところ，右披裂部から披裂喉頭蓋襞にかけて腫脹を認めたため，上気道管理目的に紹介受診された。

【現　症】　発熱なし。開口障害なし。呼吸困難なし。口腔中咽頭に明らかな異常所見を認めない。右下顎角直下に圧痛著明。舌骨正中部に圧痛なし。

【血液生化学検査】　WBC：10,800/μL，CRP：0.2 mg/dL

【喉頭内視鏡所見】　右披裂部から喉頭蓋右側にかけて浮腫状変化あり。扁桃下極に白苔と周囲に発赤を伴う膿瘍形成あり（図 4）。

【造影 CT 検査】　造影 CT にて扁桃下極に膿瘍形成を認めた（図 5）。

＜解　説＞

下極型扁桃周囲膿瘍は，比較的高齢の扁桃周囲膿瘍患者に多い。下極型扁桃周囲膿瘍でみられる症状は嚥下痛のみのことが多く，開口障害を認めず，中咽頭所見に乏しい。そのために急性喉頭蓋炎と誤診されたり診断が遅れたりすることもある。治療の基本は，上極型扁桃周囲膿瘍と同様に膿瘍の穿刺吸引，切開排膿であるが，下極型では困難な場合があるので注意する。また，下極型では喉頭浮腫の合併頻度が上極型よりも高いため，気道確保の準備を行っておき，呼吸困難を訴えるときには早期の気道確保が必要である。

2．急性喉頭蓋炎

【症　例】　56 歳，男性

【主　訴】　つばも飲み込めない

【既往歴】　2 型糖尿病

【嗜好歴】　喫煙 60 本/日，飲酒なし

【現病歴】　明朝，咽頭痛を自覚した。つばも飲み込めないほどの咽頭痛があり，次第に増悪したため，当日夕方，近医耳鼻咽喉科を受診した。急性喉頭蓋炎の診断で救急搬送された。

【現　症】　発熱 37.2℃，SpO$_2$ 97％（room air），意識清明。含み声であった。口腔内所見：異常なし。頸部所見：舌骨正中部に著明な圧痛。

【血液生化学検査】　WBC：16,520/μL，好中球：86％，CRP：2.31 mg/dL

【喉頭内視鏡所見】　喉頭蓋の腫脹あり。披裂部も浮腫性腫脹あり。声帯は 1/2 程度観察可能であった（図 6）。

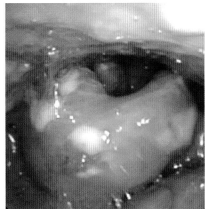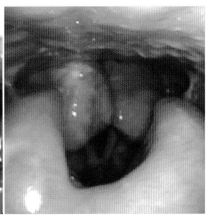

図 6.
急性喉頭蓋炎の喉頭所見
　a：喉頭蓋レベル
　b：披裂部喉頭蓋レベル

【臨床経過】　即日入院のうえ，ステロイド(ハイドロコートン 500 mg)点滴と抗菌薬(SBT/ABPC 1.5 g×4/日)点滴加療を行った．SpO₂モニターを行い，ベッドサイドには，緊急気道確保の準備を行い入院経過観察とした．ステロイド点滴は翌日から漸減し，次第に咽頭痛は軽減し，第5病日には喉頭蓋の主張も軽快したため退院とした．

＜解　説＞

急性喉頭蓋炎は，喉頭蓋に限局する急性化膿性炎症である．急性喉頭蓋炎には発症から24時間以内に急激に進行し，呼吸困難，窒息をきたす劇症型が存在する．そのため，咽頭痛の出現から24時間以内は喉頭蓋の腫脹程度にかかわらず緊急気道確保が可能な体制をとるべきである．本症例のように，白血球の上昇と比較し，CRP の上昇が低値な場合には急性発症を疑う一つの指標となる．急性喉頭蓋炎の頸部の圧痛部位は舌骨正中部である．正中に圧痛がなく，一側の舌骨大角部の圧痛を認める場合には，下極型扁桃周囲膿瘍のことがあり注意を要する．その場合には喉頭蓋の腫脹とともに一側披裂部の浮腫を伴うことが多い[4]．

3．咽後膿瘍

【症　例】　90歳，女性
【主　訴】　咽頭痛
【既往歴】　特記なし
【現病歴】　1週間前からの咽頭痛が次第に増悪し，39℃台の発熱を認めた．呼吸困難も自覚したため，CT 撮影したところ咽後膿瘍を指摘された．
【現　症】　発熱 38.0℃，SpO₂ 96%(鼻カニューラ酸素 3 L)，意識清明．中咽頭後壁の腫脹を認める．

【血液生化学検査】　WBC：9,020/μL，好中球：90%，CRP：6.48 mg/dL
【喉頭内視鏡所見】　喉頭蓋の腫脹は認めないが，咽頭後壁が著明に腫脹して気道を狭窄している(図7)．
【頸部造影 CT 検査】　頸椎 C2〜5 レベルの咽頭後壁に膿瘍腔を認める(図8)．
【臨床経過】　即日入院のうえ，咽頭後壁から膿汁の穿刺吸引を行った．穿刺吸引にて十分な排膿が行えたため，気道確保は行わず厳重経過観察とした．免疫グロブリン製剤，SBT/ABPC 12 g 分4投与を持続し，次第に炎症は改善した．咽頭後壁の腫脹は軽度残存したが，軽快した．

【細菌検査】　*Klebsiella pneumoniae*
＜解　説＞

咽後膿瘍は，咽頭後間隙に限局した膿瘍を認める．咽頭後間隙は，椎前間隙や危険間隙と連続すると容易に縦隔炎となり得るため，早期の診断および膿瘍が拡大しないように適切な排膿を行うことが肝要である．本症例では，口腔内から穿刺吸引できる位置に膿瘍がとどまっていたため，穿刺吸引にて十分な排膿が可能であった．急性の気道狭窄もきたさなかったため気管挿管や気管切開を必要とせず保存的加療で軽快した．しかし，呼吸困難を呈する場合には躊躇なく気管切開を行って気道を確保した後，適切な排膿を行うべきである．

4．クループ症候群

小児の気道緊急疾患で，喉頭付近の狭窄により上気道閉塞をきたし，吸気性呼吸困難をきたす疾患の総称である．急性喉頭蓋炎，ウイルス性ク

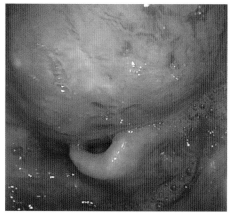

図 7. 喉頭内視鏡所見

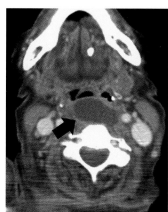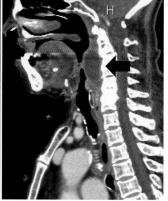

図 8. 造影CT所見

ループなどを含む．急性喉頭蓋炎は *Haemophilus influenzae* type B(Hib)による感染症であるが，Hib ワクチンの普及により激減した[5]．一方，ウイルス性クループは，犬吠様咳嗽，嗄声，吸気性喘鳴をきたし，通常は2〜3日で軽快する．重症例では呼吸管理が必要になることがある．

難治の咽頭・喉頭感染症

急性期(約1ヶ月)を過ぎてもなお治癒しがたいとき，難治性と呼ぶ．感染症における難治性とは，抗菌薬の効果が乏しい，あるいは病原体に対する特異的な治療薬がなく慢性的な感染状態をきたすもの，といえる．前者では，耐性菌やバイオフィルムによる薬剤耐性が原因となるし，慢性ウイルス感染症は後者であろう．難治性咽頭・喉頭感染症と定義されている病原体はないが，難治性咽頭潰瘍には，感染症が原因とされるものが含まれ，ウイルス性，カンジダ症，細菌性のものがある．特に細菌性のものは次の項目で述べる結核や梅毒によるものがあり注意が必要である．

ウイルス疾患は慢性化することは少ないが，HIV 感染は免疫不全状態をきたし，咽頭・喉頭領域にも多彩な慢性的感染症をきたすことがある．慢性活動性 EB ウイルス感染症(Chronic active Epstein-Barr virus infection；CAEBV) は Epstein-Barr virus(EBV)陽性 T，NK リンパ腫の一つとして WHO 造血器腫瘍分類に記載された[6]．

忘れた頃の咽頭・喉頭感染症

抗菌薬が発達し，衛生環境が良くなった現代では，梅毒や結核は比較的稀となった．しかし，これらの感染症は近年増加傾向にある．いずれの感染症も適切な抗菌薬の投与により予後は良好であるが，発見が遅くなることにより感染源として感染を広げることにつながる．耳鼻咽喉科疾患の鑑別疾患として念頭に置き，早期発見に努める必要がある．

1．梅 毒

梅毒は *Treponema pallidum*(Tp)を病原体とする全身性の慢性感染症である．STD の代表的疾患であり，本邦では増加傾向にある[6]．梅毒は感染後の病期進行の経過中に生じる口腔咽頭粘膜症状の特徴的な肉眼所見を呈することから，耳鼻咽喉科医として咽頭の所見を忘れてはならない．

咽頭梅毒

【症 例】 46 歳，男性

【主 訴】 頸部リンパ節腫脹

【既往歴】 特記なし

【現病歴】 顎下リンパ節の腫脹があり精査目的に受診された．初診時に顎下右側に φ1.5 cm のリンパ節腫大を認めたが，悪性所見なく炎症性リンパ節腫大として外来フォローとしていた．改善がないため2ヶ月後に再診した．

【局所所見】 頤リンパ節は腫大していたが圧痛は認めなかった．軟口蓋と扁桃に軽度隆起した乳

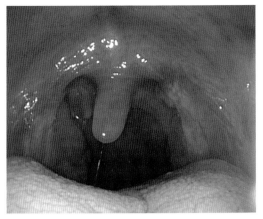

図 9. 咽頭梅毒の咽頭所見

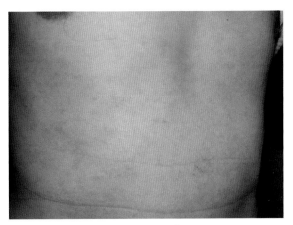

図 10. バラ疹

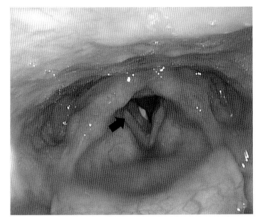

図 11. 喉頭結核の喉頭所見

白斑を認めた．梅毒粘膜炎に特徴的な Butterfly 徴候の所見であった(図 9).

【血液生化学検査所見】　WBC：4,600/μL，CRP：0.24 mg/dL，TPLA 定量：1,650 以上，RPR 定量：44 以上，HIV 抗体抗原(第 4 世代)陰性，HBs 抗体陰性，HCV 抗体陰性

【治療経過】　梅毒性バラ疹(図 10)を認め，頸部リンパ節腫大，咽頭所見より第 II 期梅毒と診断した．AMPC 1 回 500 mg を 1 日 3 回投与とし，4 週間継続投与した．

<解　説>

梅毒は Tp に感染してから経過した期間に応じて 3 つの病期に分類される．第 2 期(感染後 1～3 ヶ月)では，Tp が血行性に全身に広がり，皮膚，粘膜病変を呈するようになる．皮膚病変では，梅毒性乾癬，梅毒性バラ疹などの病変を示し，口腔内病変では，扁平で若干の隆起を伴う乳白色の粘膜斑を呈する．軟口蓋の後縁にそって弧状に粘膜

斑が癒合すると butterfly appearance を呈する[7].

本症例はリンパ節炎を初発症状とし，2 ヶ月の経過を経て咽頭粘膜病変，バラ疹をきたしたものと考えられた．梅毒は感染症法に基づく届け出が必要な 5 類感染症に分類されている．

2．結　核

咽頭・喉頭結核は稀ではあるが，肺結核を合併し，排菌して空気感染を引き起こす可能性があり早期の診断および感染防御が重要である．慢性咳嗽や嗄声は日常診療でよく主訴とされるが，喉頭結核を念頭に置く必要がある．

喉頭結核

【症　例】　55 歳，女性

【主　訴】　嗄声

【既往歴】　特記なし

【現病歴】　2 ヶ月前から咳がでるようになった．1 ヶ月前，近医内科を受診し，鎮咳薬を内服したが改善なく，2 週間前から嗄声も出現した．近医耳鼻咽喉科を受診し，声門下肉芽腫を疑われて当科紹介受診した．

【局所所見】　右声門下の発赤，腫脹を認め，腫脹部中央に白色病変を認めた．右梨状陥凹にも白斑病変を複数認めた．声帯麻痺は認めなかった(図 11).

【血液生化学検査結果】　WBC 5,500/μL，CRP：0.13 mg/dL

【喀痰塗抹検査】　ガフキー 2 号(図 12)

【喀痰結核菌 PCR 検査】　陽性

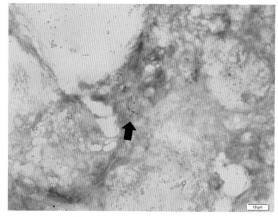

図 12. 喀痰結核菌検査結果

【臨床経過】　声門下の腫瘤から生検を行った
が，結果は慢性炎症の所見であった．そこで，結
核を疑い喀痰検査を行ったところ喀痰に結核菌の
排菌を認めた．肺病変を検索したところ，肺 CT
にて左下葉に結節浸潤影を認め，肺結核と喉頭結
核の合併と診断された．結核病棟に入院のうえ，
抗結核薬治療を行い，治療開始後 2 週間で嗄声は
軽快した．肺結核も軽快し退院後 2 年経過し完治
した．

<解　説>

　喉頭結核は稀な疾患となっているが，結核菌の
排菌は空気感染源となる．患者家族や周囲の人
間，医療者の結核菌曝露に直結するため喉頭結核
の早期診断は重要である．浸潤型，潰瘍型，軟骨
膜炎型，肉芽腫型の 4 つの病型のうち，肉芽腫型
が多いとされる[8]．本症例も肉芽腫型であった．
喉頭に肉芽腫性病変を認めた場合に，悪性疾患除
外のために生検が行われる．その際に，喉頭結核
を鑑別に挙げることを忘れず，一度の生検にて壊
死や炎症細胞などの結果が得られた場合には，結
核菌の感染を疑って喀痰検査を行うべきであ
る[9]．本症例でも一度目の生検にて確定診断がつ
かずに，喀痰検査を行ったところ結核菌の排菌が
認められ，比較的早期に診断がついた．

まとめ

　のどの感染症について，実例を挙げながら概説
した．いずれの疾患も感染症として重要な疾患で

あり，耳鼻咽喉科医として習熟しておくべきであ
る．

参考文献
1) 厚労省　抗微生物薬適正使用の手引き　第二
　版．https://www.mhlw.go.jp/content/
　10900000/000573655.pdf
2) 大堀純一郎，馬越瑞夫，宮下圭一ほか：扁桃周
　囲膿瘍の CT 所見とその臨床的特徴．日耳鼻会
　報，116：947-952，2013．
　Summary　扁桃周囲膿瘍の CT 所見から，上極
　型，下極型，Oval 型，Cap 型を分類し，下極
　Cap 型が喉頭浮腫をきたしやすいと結論づけて
　いる．
3) Ali SA, Kovatch KJ, Smith J, et al：Implication
　of Fusobacterium necrophorum in recurrence
　of peritonsillar abscess. Laryngoscope, 129：
　1567-1571, 2019.
　Summary　再発性の扁桃周囲膿瘍患者の膿汁
　中には Fusobacterium necrophorum が検出さ
　れる率が高いことを明らかにし，膿汁中から同
　菌が検出された場合には，扁桃摘出術を行った
　ほうが良いと結論付けている．
4) Ohori J, Miyashita K, Harada M, et al：Unilat-
　eral arytenoid swelling in acute epiglottitis
　suggests the presence of peritonsillar abscess.
　Auris Nasus Larynx, 47：1023-1026, 2020.
　Summary　喉頭蓋炎と診断されるものの中
　に，下極型扁桃周囲膿瘍による喉頭浮腫の症例
　があり，一側の披裂部の浮腫は下極型扁桃周囲
　膿瘍の可能性が高いことを示唆する所見である
　と述べている．
5) 石和田稔彦：細菌ワクチン　インフルエンザ菌
　b 型ワクチン．化学療法の領域，33：776-784，
　2017．
6) Swerdlow SH, Campo E, Pileri SA, et al：The
　2016 revision of the World Health Organiza-
　tion classification of lymphoid neoplasms.
　Blood, 127：2375-2390, 2016.
7) 余田敬子：口腔咽頭梅毒　実地臨床における診
　断と治療のポイント．耳展，57：246-255，2014．
8) 鈴木　亮，大森孝一：喉頭結核．耳喉頭頸，87：
　734-740，2015．
9) 花澤豊行：用語解説　喉頭結核．日気食会報，
　68：255-257，2017．

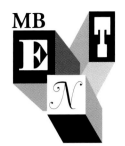

MB ENT, 266：55-60, 2022

◆特集・知っておきたいみみ・はな・のどの感染症―診断・治療の実際―

小児で注意すべきみみ・はな・のどの感染症

島田茉莉*

Abstract 小児急性中耳炎診療ガイドラインが出版，改訂され重症度をスコア化して分類し抗菌薬を適正使用することが望まれる．また，免疫機能の未熟な年少児の反復性中耳炎に対しては，十全大補湯の投与も有効とされている．急性咽頭扁桃炎の起炎微生物として，小児ではウイルス性が 40～70％と多く，アデノウイルスによる咽頭結膜熱，コクサッキーウイルスやエンテロウイルスによる手足口病，ヘルパンギーナ，EB ウイルスによる伝染性単核球症などを念頭に置く必要がある．周期性発熱症候群（PFAPA 症候群）ではシメチジン内服などの保存的加療で改善しないものについては，扁桃摘出術が適応となり寛解率は 80～90％と高い．また，気道緊急性の高い疾患として，急性喉頭気管炎（クループ）や急性喉頭蓋炎などに注意が必要である．特に，小児では啼泣が致命的となるため，できるだけ非侵襲的診断が必要となる．

Key words 小児急性中耳炎(pediatric acute otitis media)，小児鼻副鼻腔炎(pediatric sinusitis)，急性咽頭扁桃炎(acute pharyngotonsillitis)，急性喉頭気管炎（クループ）(acute laryngotracheobronchitis, croup)，急性喉頭蓋炎(epiglottitis)，咽後膿瘍(retropharyngeal abscess)

急性中耳炎・反復性中耳炎

本邦では，小児急性中耳炎診療ガイドラインが2006 年に初版が発表され，2009 年と 2013 年の改訂を経て，現在は 2018 年版が出版されている．薬剤耐性（AMR）対策アクションプランが 2016 年 4月に公表され，抗菌薬の適正使用を重視した内容になっている．急性中耳炎を鼓膜所見と臨床症状から軽症，中等症，重症に分類して，重症度に応じた推奨される治療法が提示された．急性中耳炎の起炎菌として肺炎球菌，インフルエンザ菌，モラクセラ・カタラーリスが 3 大起炎菌として報告されており，近年肺炎球菌はやや減少傾向にあり，インフルエンザ菌は若干増加傾向にある．年齢別では，0 歳児，1 歳児におけるインフルエンザ菌の検出率がそれぞれ 48.3％，43.8％と高く，年齢が上がるにつれて減少する．肺炎球菌はすべての年齢層から分離されている[1]．薬剤感受性につ

いては，耐性肺炎球菌（PRSP）は減少傾向にある一方で，耐性インフルエンザ菌は年々増加傾向にある．肺炎球菌，インフルエンザ菌ともに低年齢ほど耐性菌の検出率が高く，乳幼児中耳炎の難治性要因の一つと考えられている．

急性中耳炎の重症度は，鼓膜所見（発赤，膨隆，耳漏）と臨床症状（耳痛，発熱，啼泣・不機嫌），さらに低年齢（24 月齢未満）かどうかでスコア化し分類される．特に，鼓膜初見では発赤のみでは急性中耳炎の診断にならず[2)3)]，膨隆・緊満，可動性の減少などの所見が重要である（表 1）．

急性中耳炎の抗菌薬治療では，本邦では薬剤耐性率が PRSP 12.3％(2012)，BLNAR 35.8％(2012 年)であることを踏まえ，重症度に応じてamoxicillin(AMPC)，clavulanate/amoxicillin(CVA/AMPC)が第一選択となる．原因菌や重症度に応じて，その他 cefditoren pivoxil(CDTR-PI)，tosufloxacin(TFLX)，tebipenem pivoxil

* Shimada Dias Mari，〒329-0498 栃木県下野市薬師寺 3311-1 自治医科大学耳鼻咽喉科学講座，助教

表 1. 急性中耳炎診療スコアシートと重症度分類

年齢(24ヶ月未満)	3点		
耳痛	0点(なし)	1点(痛みあり)	2(持続性高度)
発熱	0点(体温<37.5℃)	1点(37.5℃≦体温<38.5℃)	2点(38.5℃≦体温)
啼泣・不機嫌	0点(なし)	1点	
鼓膜発赤	0点(なし)	2点(ツチ骨柄・鼓膜一部)	4点(鼓膜全体)
鼓膜膨隆	0点(なし)	4点(部分的な膨隆)	8点(鼓膜全体)
耳漏	0点(なし)	4点(鼓膜観察可)	8点(鼓膜観察不可)

軽症:5点以下, 中等症:6～11点, 重症:12点以上

(TBPM-PI)などが推奨されている. なお, 軽症の場合は3日間は抗菌薬の投与を行わずに経過観察をする.

反復性中耳炎は「過去6ヶ月以内に3回以上, 12ヶ月以内に4回以上の急性中耳炎に罹患」する場合と定義される. 反復性中耳炎の治療として, 鼓膜換気チューブ留置や特に2歳未満の免疫能の未熟な乳幼児において十全大補湯の投与が有効とされている. IgG2低下(血清IgG2 80 mg/dL未満)を伴う反復性中耳炎症例に対しては他の治療が無効な場合に免疫グロブリン製剤の点滴静注も選択肢となるが, この際, 生ワクチンの接種時期と間隔に留意が必要である.

小児慢性鼻副鼻腔炎

慢性副鼻腔炎は副鼻腔の炎症が90日以上続いている, 持続する咳, 鼻漏, 鼻閉塞などの症状を持つ状態とされている. 小児では細菌性の要素が強く, 鼻汁から肺炎球菌, カタラーリス菌, インフルエンザ菌が検出されることが多い. 特に, 5歳以下では耐性菌の検出率が高い. また, 15歳以下ではアレルギー性鼻炎を合併していることが多い. 成人と異なる点として, アデノイド肥大のための鼻腔通気不良などの関与, 思春期にかけ自然治癒傾向が認められること, 鼻茸など不可逆性の病変が少ないという特徴がある. 渡邉ら[4]は3～9歳の580人の小児慢性副鼻腔炎にクラリスロマイシンを2～6ヶ月投与し, X線でその効果を判定した. 投与3ヶ月目で70%, 6ヶ月で91%が治癒したと報告している. 2002年羽柴[5]による小児の慢性副鼻腔炎に対するマクロライド少量長期投与療法の適応選択基準(案)が提唱された. それによると, 膿性, 粘膿性の鼻漏が1ヶ月以上続く場合に投与対象となる. また, 投与期間はできるだけ短縮し, 2ヶ月で有効性の認められない場合は投与を終了することが付記されている. その他の保存療法として鼻汁吸引, ネブライザー治療が一般的である. 上顎洞穿刺洗浄やYAMIK療法(2つのバルーンつきのカテーテルを用いて鼻腔内を密閉し, 陰圧を繰り返すことによって副鼻腔内の膿などを排出させる)は少数の施設で施行されている. 副鼻腔手術の適応は保存的治療を2～3ヶ月行っても改善が得られない症例で, 13歳以上であれば成人とほぼ同様の内視鏡下鼻内手術を行うが, 10～12歳までの小児では中鼻道ルートを拡大するのみの操作にとどめる. 10歳以下の小児では原則として副鼻腔の操作は行わず, 鼻腔通気の改善や鼻漏の軽減を目的として鼻茸切除やアデノイド切除のみを行う[6].

急性咽頭扁桃炎・周期性発熱症候群(PFAPA症候群)

急性咽頭扁桃炎の起炎微生物として, 小児ではウイルス性が40～70%と多く, 成人では20～30%程度といわれている. 小児の場合はアデノウイルスによる咽頭結膜熱, コクサッキーウイルスやエンテロウイルスによる手足口病, ヘルパンギーナ, EBウイルスによる伝染性単核球症などを念頭に置く必要がある.

1. エンテロウイルス群

手足口病は1～3歳の乳幼児に好発する. 頬粘膜, 口蓋, 歯肉, 手掌, 手背, 足背や足底に水疱性発疹が出現する. 1/3の症例で発熱を認め, 高熱にならないことがほとんどである. 稀に髄膜炎や脳炎など中枢神経系の合併症を認めることがあるが, 多くの場合は対症療法で1週間程度で軽快

表 2. modified Centor criteria

熱が 38℃以上	1点
咳がない	1点
圧痛を伴う前頸部リンパ節腫脹	1点
白苔を伴う扁桃腺炎	1点
年齢が 3～14 歳	1点
年齢が 15～44 歳	0点
年齢 45 歳以上	−1点

1）0点：溶連菌感染の可能性は 2～3%	培養も抗菌薬も不要
2）1点：4～6%	
3）2点：10～12%	
4）3点：27～28%	迅速検査を行う
5）4～5点：38～63%	

海外のガイドラインでは，Centor score などの臨床症状だけに基づいて抗菌薬を処方することを推奨しておらず，検査陽性例のみ治療すべきという推奨に変わっている．疑わしい症例では迅速検査を施行することが望ましい

（文献 10 より）

する．ヘルパンギーナは高熱とともにかなり強い咽頭痛を呈し，咽頭粘膜の発赤の他，軟口蓋から口蓋弓にかけて 1～2 mm 大のアフタ性潰瘍が多発することが特徴である．2～4 日程度で解熱し，遅れて粘膜疹も消失する．咽頭痛を伴う場合は，口腔用軟膏を使用し，疼痛・発熱に対し，アセトアミノフェンを使用する．症状消失後 2～4 週間の長期にわたり，便などから多量のウイルスが排泄されるため，容易に感染が広がりやすい．

2．EB ウイルス

初感染では伝染性単核球症をきたす．発熱，咽頭痛，頸部リンパ節腫脹，肝機能障害などの症状を呈する．1～2 週間持続する発熱，咽頭～口蓋扁桃に著明な白苔を伴う咽頭発赤・咽頭痛，副神経領域中心にリンパ節腫脹を認めることが特徴である．サイトメガロウイルスやアデノウイルス，コクサッキーウイルスなども起因菌となる．特異的抗体反応で VCA-IgM 抗体，VCA-IgG 抗体，EBNA 抗体，EAIgG 抗体などを確認する．

2 次性細菌感染を合併する場合には抗菌薬投与も行うが，その際は，ペニシリン系は皮疹を誘発するため使用を避ける．なお，免疫応答が未熟な乳幼児期には不顕性感染となることが多い．

3．A 群溶連菌感染

急性細菌性扁桃炎のうち，注意が必要な原因菌として group A β-hemolytic streprococci（GAS）による A 群溶連菌感染がある．リウマチ熱や糸球体腎炎などの合併症を引き起こすリスクがあるため，適切な抗菌薬による治療が必要である．

咽頭・扁桃炎のうち 15～30% が GAS によるとされる．診断には Centor criteria が参考になる（表 2）．Centor criteria で溶連菌感染が疑われる

表 3. Thomas の診断基準

1．5 歳までに発症する，周期的に繰り返す発熱
2．上気道炎症状を欠き，次のうち少なくとも 1 つの炎症所見を有する 　1）アフタ性口内炎 　2）頸部リンパ節炎 　3）咽頭炎
3．周期性好中球減少症を除外できる
4．間欠期には全く症状を示さない
5．正常な成長，精神運動発達

症例については，簡便な迅速検査キットで診断する．治療はペニシリン V またはアモキシシリンの 10 日間投与がゴールドスタンダードである．ペニシリンアレルギーがある場合はエリスロマイシンやクラリスロマイシンを選択する．他にセフェム系抗菌薬の 5 日間投与，反復症例には 10 日間投与を考慮する．

4．周期性発熱症候群（PFAPA 症候群）

PFAPA 症候群は 2～5 歳で発現することが多い周期性発熱で，3～6 日間 39℃以上の発熱が持続することを 3～8 週毎に繰り返す．男児に多くみられる傾向がある．他に，疲労感や腹痛，頭痛がみられることもある．血液検査では好中球優位の白血球増多，血沈や CRP 上昇など炎症反応高値を示す．成長や発達には問題なく，発作がないときは特に症状もない．なんらかの自然免疫による炎症惹起が推測されているが，原因は不明であり 10 歳頃になると自然寛解する．診断には Thomas の診断基準（表 3）などが参考となる[7]．細菌感染ではないため抗菌薬は無効であり，発熱時には副腎ステロイドの頓用や H_2 ブロッカーであるシメチジンの長期内服（20～40 mg/kg/day または 150 mg×

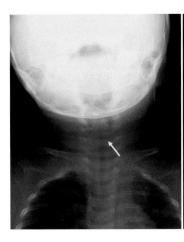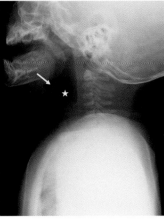

a|b

図 1.
クループの頸部 X 線所見
 a：正面像では subglottic shoulder が左右とも失われ，pencil sign（steeple sign ともいう）（矢印）を認める
 b：側面像では喉頭蓋の肥厚は認めず（矢印），下咽頭腔が通常より広い（★）

1～2/day）などが行われるが，効果が得られるまでには数ヶ月を要し，有効率も 30～40％ 程度にとどまる．そのため，保存的加療で改善が得られない症例については，口蓋扁桃摘出術が適応となる．口蓋扁桃摘出術の寛解率は 80～90％ と高く，効果が期待できるが低年齢の症例に対しては手術のリスクと鑑みて慎重な適応の検討が必要である．

急性喉頭気管炎（クループ）

急性喉頭気管炎は声門下部を中心に急性の炎症が起きるもので，急性の気道閉塞をきたすため急性喉頭蓋炎と並んで緊急性の高い疾患である．原因は主にウイルス感染であり 6 ヶ月～3 歳，特に 1～2 歳で好発する．鼻汁や発熱などの先行症状ののち，犬吠様咳嗽，吸気性喘鳴，嗄声などのいわゆるクループ症状が認められることが特徴である．大泣きすることで気道閉塞症状が急激に増悪するため，侵襲的な処置や診察はできるだけ避ける．頸部 X 線所見が参考となる（図1）．まずは安静と気道の加湿を第一とし，エピネフリン吸入（0.1％エピネフリンを 5～10 倍に希釈し，1 回の投与量はアドレナリンとして 0.3 mg 以内で 2～5 分後に効果不十分な場合，同量投与をもう一度行う）を検討する．エピネフリンの効果は投与後 20～30 分で発現し，2～3 時間効果が持続するがリバウンドに注意が必要である．ステロイド薬は効果発現に 6 時間程度を要し，半減期が長い．特に 6 ヶ月未満の乳児例では入院のうえでステロイド投与（デキサメサゾン 0.15～0.3 mg/kg）[8]を考慮する．

急性喉頭蓋炎

急性喉頭蓋炎は急性喉頭気管炎と対照的に細菌感染が多く，原因菌としては *H. influenzae* type B（Hib）が多い[9]．小児の急性喉頭蓋炎は一般的に 5 歳未満が好発年齢とされる．注意すべき臨床症状として，高熱（38℃ 以上），強い咽頭痛，流涎，ふくみ声，喘鳴と呼吸困難，起坐呼吸がある．症状から本疾患を疑った場合は，患部の刺激や大泣きにより喉頭痙攣などを誘発し呼吸困難を増悪させる可能性があるため，できるだけ安静を心掛け，側面像の X 線撮像を行い，喉頭蓋がピンポン球のように腫脹している（thumb print sign）所見の有無を確認する．喉頭ファイバーや血液検査などは気道確保の準備をしたうえで，できれば座位で行うことが望ましい．初期治療としてステロイドを加えたエピネフリン溶液を用いた喉頭ネブライザー治療を行う．明らかな軽症例をのぞき，基本的には気道確保のうえ，Hib 感染を第一に考えてセフトリアキソン 25 mg/kg/回の静注を 12 時間毎またはセフォタキシム 25 mg/kg/回 8 時間毎投与などを選択する．

咽後膿瘍

咽頭後壁と頸椎の間は前から咽頭後間隙，危険間隙，椎前間隙の 3 層構造になっており，狭義には咽頭後間隙（retropharyngeal space）に膿瘍を形成した病態を咽後膿瘍とされているが，一般的に危険間隙（danger space），椎前間隙（preverte-bral space）に膿瘍を形成したものも含めることが多い．上気道の炎症から内側後咽頭後リンパ節

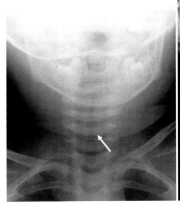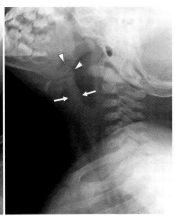

a | b

図 2.
急性喉頭蓋炎の頸部 X 線所見
　a：正面像では pensil sign を認める（矢印）．正面像ではクループとは鑑別できない
　b：側面像では披裂軟骨襞の肥厚（矢印）と喉頭蓋の肥厚（矢頭）を認める

に炎症がおよんだ際，リンパ行性に後部の間隙に膿瘍を形成することが多い．咽頭後リンパ節は3〜4歳で萎縮するため，リンパ行性に波及した咽後膿瘍は4歳以下で多い．小児の場合はその他，異物や外傷，下咽頭梨状陥凹瘻，麻疹，猩紅熱などが原因となることがある．

　発熱（高熱のことが多い），咽頭痛，嚥下痛，呼吸障害を呈し，乳児では喘鳴や陥没呼吸，哺乳量の低下などを認める．疼痛のため首を動かさず斜頸となっていることもある．咽頭後壁は発赤・膨隆するが，低年齢児では視診やファイバースコープで診断することは難しく，CT などの画像検査が必須となる．また，川崎病では CT で咽頭後壁に辺縁の造影効果のない低吸収域が認められることがあり咽後膿瘍との鑑別が必要である．

【症例 1】

　特に既往歴のない1歳4ヶ月の男児．鼻汁，咳嗽あり近医小児科でカルボシステインを処方された．Day 2 に日中は発熱，気道症状はなかったが，夜間になり37.4℃と体温上昇を認めた．21時頃より咳嗽が出現し，ぐずるようになった．23時過ぎから咳嗽の増強および不機嫌で啼泣する様子があった．Day 3 の午前3時頃より吸気性喘鳴が出前．ぐったりし，著明な肩呼吸および努力性呼吸を認めたため，同日当院救急外来を受診した．受診時，犬吠様咳嗽はないものの，著明な吸気性喘鳴と努力性呼吸，流涎を認めた．血液検査では，白血球数 9,900/μL（好中球 78.8%，リンパ球 12.7%），CRP 0.79 mg/dL，その他，腎機能，肝機能，電解質，尿所見，動脈血ガス所見に異常な

し．A 群溶連菌抗原陰性，マイコプラズマ抗体陰性，RS ウイルス抗原陰性であった．アドレナリン吸入およびステロイド静脈内投与を施行したが症状遷延し，頸部 X 線で喉頭蓋の腫脹を認めたことから急性喉頭蓋炎の診断となった（図2）．気管挿管施行後，鼻腔培養を提出し，起炎菌として頻度の高いインフルエンザ桿菌 b 型感染症を考慮し，耐性菌の存在も考えセフォタキシムナトリウム（100 mg/kg/day）静注を開始した．Day 4 には解熱し，気管チューブからのリークを認めたため，喉頭蓋腫脹は改善したと判断し，同日抜管した．抜管後，啼泣時の吸気性喘鳴は認めたが，呼吸困難感はなくアドレナリン吸入を継続した．血液検査上，CRP 9 mg/dL と高値を示しており，鼻腔，咽頭培養からはインフルエンザ桿菌（β ラクタマーゼ陰性）が検出された．セフォタキシム静注は9日間継続した．啼泣時の吸気性喘鳴も改善し，喉頭ファイバー所見で喉頭蓋の腫脹も消失していたため，Day 12 に退院となった．

文　献

1) 鈴木賢二：小児耳鼻咽喉科領域主要感染症における薬剤耐性菌検出の現状．小児耳鼻，**21**：26-31, 2000.
2) Andres D：Acute otitis media in infants：the disease and the illness. Clinical distinctions for the new treatment paradigm. Otolaryngol Head Neck Surg, **147**：606-610, 2012.
3) McConnochie KM：Development of an algorithm of the diagnosis of otitis media. Acad Pediatr, **12**：159-160, 2012.

4) 渡邉明仁, 谷口雅信, 辻榮仁志：小児副鼻腔炎の病態と治療. JOHNS, **22**：37-40, 2006.

5) 羽柴基之：小児副鼻腔炎に対するマクロライド療法の問題点. 日鼻誌, **41**：109, 2002.

6) 春名眞一, 小澤 仁, 浅井和康ほか：小児副鼻腔炎に対する内視鏡下鼻副鼻腔手術―その術式の検討. 耳展, **39**：620-626, 1996.

7) Thomas KT, Feder HM Jr, Lawton AR, et al：Periodic fever syndrome in children. J Pediatr, **135**：15-21, 1999.
   Summary 94 人の PFAPA 患者を 10 年間にわたり追跡調査したスタディ. グルココルチコイドの有用性や口蓋扁桃摘出術, シメチジンの有用性についても言及している.

8) 鈴木徹臣, 三角真由：クループへのステロイドの投与量は？ 調剤と情報, **23**(7)：827-829, 2017.

9) 石和田稔彦：上下気道感染症の起炎菌の動向と治療. 小児内科, **34**：1510-1515, 2002.

10) MacIsaac WJ, White D, Tannenbaum D, et al：A clinical score to reduce unnecessary antibiotic use in patients with sore throat. CMAJ, **158**：75-83, 1998.
   Summary 3～76 歳までの 521 人の上気道感染症の患者に対し, 古典的 Centor criteria と GAS の培養の感度・特異度を比較したスタディ. 年齢, 症状, 身体所見からスコア化することによって検査・抗菌薬治療の必要性を判断することを提案している.

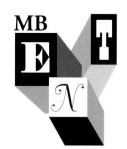

MB ENT, 266：61-69, 2022

◆特集・知っておきたいみみ・はな・のどの感染症─診断・治療の実際─

耳鼻咽喉科医が知っておきたい 性感染症"梅毒"

余田敬子*

Abstract 梅毒は，咽頭痛，頸部腫瘤，急性感音難聴，めまい，顔面神経麻痺で発症し，最初に耳鼻咽喉科を受診する可能性がある．初期硬結，硬性下疳，頸部リンパ節腫脹は硬く無痛性の場合が多く，悪性腫瘍を疑われやすい．典型的な初期硬結，硬性下疳，粘膜斑は梅毒特有の病変であるため，その特徴を忘れないことが肝要である．また，抗菌薬投与や診察のタイミングによって梅毒病変が消退する場合があることにも留意する．全患者数の増加を背景に耳科領域の神経梅毒を発症する患者も増えており，急性感音難聴，めまい，顔面神経麻痺の検査項目に梅毒抗体を加えることが推奨される．治療はペニシリン(PC)を1日3回，4週間内服，神経梅毒ではペニシリンG(PCG)を1日6回，10〜14日間点滴する．治療開始後は4週毎にRPR・Tp抗体を検査し，RPRが自動化法で治療前値のほぼ1/2，2倍系列希釈法で1/4以下となり，臨床症状が消失しTp抗体値も減少傾向であれば治癒とみなす．

Key words 梅毒(syphilis)，口腔・咽頭病変(oropharyngeal manifestation)，頸部リンパ節腫脹(cervical lymphadenopathy)，内耳梅毒(otosyphilis)，梅毒抗体検査(antibody test on syphilis)

はじめに

性感染症は性行為によって伝搬する多種多様な感染症の総称であるが，感染症法の中の特定感染症予防指針の対象となっている性感染症は，梅毒，淋菌感染症，性器クラミジア，性器ヘルペス，尖圭コンジローマ，後天性免疫不全症候群(aquired immunodeficiency syndrome；AIDS)の6疾患である．これらはすべて口腔・咽頭に関連した病変が生じる可能性があり，また口腔・咽頭を介して他者へ感染するリスクもあるため，耳鼻咽喉科医にも適切な対応が求められる．

これら耳鼻咽喉科に関連する性感染症のうち梅毒は近年全国的に患者数が増加しており，特に注意しなければならない性感染症となっている．蔓延していた梅毒は，第2次世界大戦後PCによる治療が始まり減少し続け1993(平成5)年以降は毎年500〜900人ほどで推移していたが，2013年の

1,228人より増加に転じ，2018年には7,007人までに達した．2019年6,642人，2020年は5,784人(暫定数)とやや減少したが，2021年は9月現在で年間7,000人のペースで患者数が報告されている[1]．このような患者数の増加を背景に，耳鼻咽喉科における梅毒の症例報告も増えている．本稿では，現在もっとも注目されている性感染症である梅毒に焦点を当て，その臨床所見，検査の進め方，治療法について，ピットフォールも交えて概説する．

感染症としての梅毒の特徴

梅毒は梅毒トレポネーマ(*Treponema pallidum*；Tp)を病原体とする感染症で，感染経路から先天梅毒と後天梅毒に，経時的に第1期，第2期，早期潜伏梅毒，後期潜伏梅毒および第3期に分類される[2][3]．

未治療の後天梅毒(図1)[2][3]潜伏期の幅が大きいため，第1期と第2期の病変が併存する可能性が

* Yoda Keiko, 〒123-8558 東京都足立区江北4-33-1 東京女子医科大学附属足立医療センター耳鼻咽喉科, 准教授

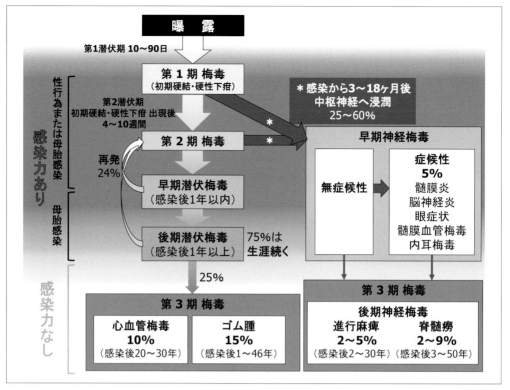

図 1. 健常者における梅毒の自然経過
かつて梅毒は第1期～第4期に分類されていが，現在はこの第1期～第3期の
分類法が国際的主流である
（文献 2，3 より一部改変）

ある．第1期～第2期の間は症状が現れては消える（潜伏梅毒）ことを繰り返す，など他の感染症にはみられない複雑な経過をとりながら慢性的に進行する．

臨床所見

梅毒は別名「The great imitator（偽装の達人）」とも言われ，バラ疹，扁平コンジローマなどの特徴的な皮疹以外に，多発性リンパ節腫脹，精神神経症状，胃潰瘍症状，急性肝炎症状，糸球体腎炎症状など，その別名のとおり様々な臓器に多彩な病変・臨床症状を呈しうる[3]．

耳鼻咽喉科領域では咽頭痛，頸部腫瘤，急性感音難聴，めまい，顔面神経麻痺，嗄声で発症し，梅毒による症状と気づかずに受診する感染者が存在することに，耳鼻咽喉科医は留意しなければならない．

1．口腔・咽頭病変

第1期は，Tp が最初に侵入した部位にアズキ

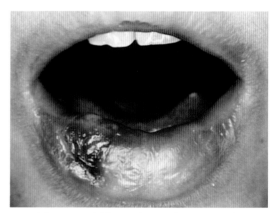

図 2. 下口唇左の硬性下疳（16歳，女性）
初期硬結が潰瘍化したもので無痛性．未治療の硬性下疳の潰瘍面には多数のTpが存在し，他者への感染リスクの高い病変である
（文献 4 より転載）

大から指頭大，暗赤色で触わると軟骨のようにコリコリと硬い腫瘤が生じる．これを"初期硬結"という．初期硬結は数日後に中心部から潰瘍化して"硬性下疳"となる（図2）[4]．初期硬結・硬性下

痛は，性器に生じる場合が多く，次いで口腔・咽頭，口唇，舌，口蓋扁桃に好発する．初期硬結も硬性下疳も無痛，または違和感のみ訴える場合が多い．同側の頸部リンパ節腫脹も伴うがこれも軟骨のように硬く無痛性のため，悪性腫瘍を疑われやすい病変である．しかし，第1期病変は放置されても3～6週間で自然消退するため，第1期の段階で診断される梅毒患者は少ない．

第2期はバラ疹・紅斑性丘疹・乾癬，扁平コンジローマ・膿疱・脱毛，など全身のあらゆる部位に多彩な皮膚粘膜病変がみられる病期で，時に口腔・咽頭の粘膜病変で発症する．咽頭の粘膜病変は扁平で若干の隆起があり，青みがかった白または灰色を呈し，周囲が紅暈で囲まれる他の疾患ではみられない独特の病変である．これを粘膜斑といい，粘膜疹や乳白斑とも呼ばれることもある．粘膜斑は口蓋扁桃から口峡部に沿って口蓋弓・軟口蓋・口蓋へと拡大すると，口蓋垂を中心に蝶が羽を広げたような形態となり，これを"butterfly appearance"と称する（図3）[5]．

当科でこれまでに経験した口腔・咽頭梅毒32例のうち，26例の初診時に粘膜斑が認められ，うち14例は butterfly appearance を呈していた．一方，性器病変を確認できたのは1例，皮膚病変を認めたのは5例にすぎず，咽頭痛を主訴に内科または耳鼻咽喉科を受診し，扁桃炎や咽頭炎として治療されていた症例がほとんどであった．

典型的な初期硬結，硬性下疳，粘膜斑は，他の疾患にはみられない梅毒特有の病変であるため，その特徴を知っていれば診断は難しくない．

2．頸部リンパ節腫脹

梅毒では第1期および第2期にリンパ節の腫脹が生じる．

第1期は，初期硬結・硬性下疳の生じた部位の所属リンパ節が無痛性に軟骨のように硬く腫脹する．初期硬結・硬性下疳は生じずにリンパ節のみが腫脹する場合もある．Tp の侵入部位が性器の場合は鼠径リンパ節が腫脹し，これを"無痛性横痃"というが，口腔・咽頭から最初に Tp が侵入

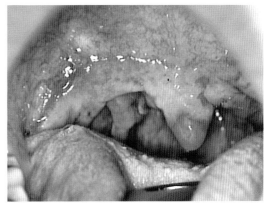

図 3．梅毒第2期の咽頭粘膜斑（27歳，女性）
粘膜斑は口蓋扁桃・口蓋弓・口蓋垂・軟口蓋の口峡部，口腔粘膜，歯肉，舌側裏面に生じる．本症例では粘膜斑が口蓋垂を中心に口峡部，軟口蓋の後縁に沿って弧状に拡大して"butterfly appearance"を呈している．この butterfly appearance は第2期の咽頭梅毒の典型的な所見である
（文献5より転載）

した場合は頸部リンパ節が腫脹する．

第2期では，多彩な皮膚粘膜病変の他に，全身のリンパ節腫脹，発熱，疲労感，食欲不振，体重減少が生じる場合もある．症例によっては，他に症状病変がなく頸部リンパ節のみが腫脹する場合があり，一側性・両側性のどちらの場合もある[6]．

頸部リンパ節腫脹の大きさは，第1期では指頭大程度，第2期では指頭大から鶏卵大超まで様々で膿瘍形成を伴う場合もある[6]．

疼痛は，第1期も第2期も自発痛・圧痛を伴わない場合が多いが，少数ながら著明な圧痛を伴う症例もある[7]．

3．耳鼻咽喉科領域の神経梅毒

神経梅毒は第2期以降のどの病期でも発症するとされてきた．近年，感染から3～18ヶ月後の第1期～第2期の間の梅毒感染者の25～60%の中枢神経に Tp の浸潤が認められることが示された（図1）[2]．そのうちの5%の患者のみ，髄膜炎，結膜炎・強膜炎・虹彩毛様体炎などの眼梅毒，内耳梅毒による回転性めまい・感音難聴・顔面神経麻痺[8]，稀に発声障害[9]などの神経梅毒を発症し，95%のほとんどの症例は無症状のまま経過する．

梅毒による感音難聴，顔面神経麻痺は一側性と両側性どちらの場合もあり，ペニシリンおよびス

テロイドの投与により改善する症例が多い[10].

検 査

Tp は培養できない細菌であるため，Tp を病変部位から検出するか，または血清中の梅毒抗体によって診断する．

1．病変部からの Tp の検出（直接法）

未治療の硬性下疳および粘膜斑の表面，腫脹したリンパ節の内部には Tp が多数存在する．硬性下疳，粘膜斑の病変部を鋭匙または綿棒で擦過，頸部腫瘤の場合は穿刺吸引した内容液をスライドグラスに塗抹して採取し，ギムザ染色，ライトギムザ染，パーカーインク染色などで観察するか，PCR などの核酸増幅検査によって Tp を確認する．

日本性感染症学会梅毒委員会が推奨している PCR 法は，感度も特異度も高いが 2021 年度時点で保険未収載の検査で，主に国立感染症研究所など研究施設でのみ実施されているため，一般臨床での利用はまだ難しい．

病理学的検査として，初期硬結，硬性下疳，粘膜斑，頸部腫瘤より生検した組織の HE 染色では，形質細胞を主体とする炎症細胞浸潤と，形質細胞とリンパ球を主体とした血管周囲の毛細血管内皮細胞の腫大・増殖を認める．細菌感染症では好中球が主体の炎症性細胞浸潤が一般的であるため，形質細胞が主体の場合は梅毒病変を強く示唆する所見といえる．Warthin-Starry 鍍銀法または免疫染色を追加し，細胞間内にラセン状の Tp が多数観察されることで診断を確定できる．

Tp はほとんどの抗菌薬に感受性があるため，いったん抗菌薬を投与すると病変部からの Tp の検出が難しくなるため，抗菌薬治療前に行うことが肝要である．また，鏡検法では Tp と口腔内常在性トレポネーマなど他のスピロヘータと鑑別できないため，口腔・咽頭の検体の鏡検では梅毒抗体検査と併せて診断する．

2．梅毒抗体検査

梅毒抗体検査は直接法の代理指標と位置づけられる[3]が，抗菌薬投与後や潜伏梅毒の診断も可能で，梅毒の診断に欠かせない検査である．

梅毒抗体検査には，カルジオリピンを含む脂質複合体を抗原とする非トレポネーマ抗原法（serologic tests for syphilis；STS，梅毒血清反応）と，Tp 菌体また菌体成分を抗原とする Tp 抗体とがあり，それぞれに定性検査と定量検査がある．

STS にはガラス板法，緒方法，凝集法，RPR（rapid plasma reagin）法の 4 法があったが，前者の 3 法はすでに廃止され現在実施できる STS は RPR のみとなっている．STS は結核などの感染症，全身性エリテマトーデスなどの自己免疫疾患，その他の妊娠，悪性腫瘍，ワクチン接種，肝疾患など，梅毒以外の疾患で陽性を示す生物学的偽陽性が 5〜20％ ほど生じるとされるが，梅毒患者ではその病勢を反映するため，活動性や治療効果の指標となる．

Tp 抗体検査には，菌体成分を抗原とした間接血球凝集反応（treponema pallidum heamagglutination assay；TPHA），粒子凝集反応（treponema pallidum particle agglutination；TPPA），ラテックス凝集法（treponema pallidum latex agglutination；TPLA），イムノクロマトグラフィ法（immunochromatography；ICA，一部の施設において即日診断として用いられている）と，菌体そのものを抗原とした蛍光抗体法（fluorescent treponemal antibody absorption test；FTA-ABS）とがある．Tp 抗体は梅毒に対する特異性が極めて高く偽陽性率は 0.1〜0.5％ とされるが，ごく初期での梅毒治療例を除くと治療後も生涯にわたり陽性が続くため治療効果を判定することはできない．

まず RPR と，Tp 抗体検査の TPHA，TPPA，TPLA のいずれか，の 2 つの定性検査を同時に行い表 1[11]に従って診断する．定性検査で RPR・Tp 抗体のいずれか，または双方陽性の場合は定量検査（表 2）を行う．定性検査で RPR・Tp 抗体の双方陰性であっても，梅毒を疑う臨床症状があり梅毒に感染する機会が 1 ヶ月以内にあった場合は 2〜4 週後に再度定性検査を行い，また病変部からの Tp の検出も試みる．

表 1. 梅毒抗体定性検査の結果の解釈

RPR	Tp 抗体	追加検査とその結果	結果の解釈
−	−	再検#しても RPR, Tp 抗体ともに陰性 再検#すると後に RPR 陽転, 続いて Tp 抗体も陽転	非梅毒, または◆ごく初期での梅毒治療後 ◆梅毒に感染した直後
＋	−	再検#しても RPR 陽性, Tp 抗体陰性 再検#すると後に Tp 抗体陽転	RPR の疑陽性(生物学的偽陽性) ◆初期梅毒
−	＋	再検#しても RPR 陰性, Tp 抗体陽性 再検#しても RPR 陰性, Tp 抗体陽性 血液を希釈して再検すると RPR 陽性	梅毒治癒後の抗体保有者または◆非常に古い梅毒 ◆Tp 抗体の疑陽性(非特異反応) ◆地帯現象*または◆初期梅毒
＋	＋	追加した定量検査で RPR・Tp 抗体双方の数値が高い 追加した定量検査で RPR・Tp 抗体双方の数値が低い	活動性梅毒 梅毒治癒後の抗体保有者または◆非常に古い梅毒

#感染機会の有無とその時期, 梅毒治療歴の有無を良く聴取し, 活動性梅毒(治療を要する梅毒)の可能性が高い場合は, 他者への接触を控えるよう説明した上で 2〜4 週後に再検査する
◆を付したものは, ごく稀な事例
*地帯現象:自動化法の測定範囲を超える過剰な量の抗体を含む場合に RPR の値が実際よりも低く, 時に陰性を示す現象. 重症の梅毒, HIV 感染合併例で生じやすい

(文献 11 より一部改変)

表 2. 血清梅毒抗体定量検査

脂質抗原法(STS)	
2 倍系列希釈法	RPR カード法
自動化法	RPR ラテックス凝集法(吸光度変化で抗体価測定)*
梅毒トレポネーマ(Tp)抗原法	
2 倍系列希釈法	TPHA(間接血球凝集反応)
	TPPA(粒子凝集反応)
	FTA-ABS(蛍光抗体法)
自動化法	TPLA(ラテックス凝集法)*

*自動化法は複数のメーカーの試薬が承認販売されており, 単位が試薬ごとに異なる.
RPR の単位には R. U., U, SU/mL, TPLA の単位には T. U., U, mU/mL, U/mL, COI
がある

表 3 2 倍系列希釈法による定量検査の結果の解釈

検査法	抗体価(血清希釈倍数)									
RPR(凝集法)	1	2	4	8	16	32	64	128	256	512
TPHA(PA)		80		320	1,280		5,120	20,480		81,920
抗体価の読み方	低い*				中等度#		高い#			

*低い:梅毒感染初期, 第 3 期, 梅毒治癒後の抗体保有者, または非常に古い梅毒
#中等度〜高い:梅毒第 1 期〜第 2 期

(文献 12 より一部改変)

定量検査は従来, 定性検査が陽性と判定された血清を技師が手作業で希釈し目視で判定する 2 倍系列希釈法にて行われてきたが, 現在は日本で独自に開発された自動分析器による自動測定(自動化法)が拡充しつつある. 2 倍系列希釈法による測定では, 梅毒感染後先に RPR が陽転し, その後 Tp 抗体が陽転するのが定石であったが, 自動化法で測定されるようになった近年では RPR よりも先に Tp 抗体が陽転する症例も報告されており, 梅毒の診断に際しては必ず RPR・Tp 抗体の双方を検査して判定する.

2 倍系列希釈法による定量検査では表 3[12]のように 2, 4, 8, 16, 32, …と 2 の倍数の数字で結果が表されてきたが, 自動化法では小数点以下一桁の連続する数値で結果が表示されるため, 細かい変動が捉えられて測定誤差も少ないという利点がある. 自動化法の数値は 2 倍系列希釈法の数値と相関するように試薬が調整されているので, 自

動化法も表3の2倍系列希釈法の抗体価の読み方を参考に，感染機会からの経過時間や臨床所見と照らし合わせて病期を推定する．

症状があってRPR・Tp抗体がともに陽性の場合，臨床症状がない場合でもRPRが16.0以上かつTp抗体が陽性の場合，どちらも新規梅毒患者として医師には7日以内に管轄の保健所へ届け出る義務がある[13]．「梅毒発生届」は厚労省のHPからダウンロードできるので，必ず届け出ていただきたい．

3．髄液検査

Tpが中枢神経に浸潤しても，およそ80%は未治療でも無症候のまま中枢神経のTpが自然消退すること，海外で神経梅毒の診断に用いられる検査の髄液VDRL検査は本邦では実施されていないこと，などを背景に本邦では神経梅毒の診断・治療に対する明確なコンセンサスは得られていない．少なくともMRIやSPECTなどの画像検査では中枢神経の異常をとらえられない場合が多いため，血清RPR・Tp抗体双方の陽性者に対して髄液検査を行って診断する．

髄液検査にて ① RPR陽性，② FTA-ABSまたはTPHA陽性，をもって神経梅毒と診断することが一般的で，さらに神経梅毒の症状がある，髄液の細胞数の上昇を認める，髄液のFTA-ABSまたはTPHAが高値を示す場合には，ベンジルペニシリンカリウムの点滴治療が推奨される．

治　療

治療には，アモキシシリン1回500 mg，またはベンジルペニシリンベンザチン(バイシリン®)を1回400万単位，を1日3回，4週間内服する[3)13]．当科では感染後1年以上経過している例や，感染時期が不明な場合には8～12週間投与している．ペニシリンアレルギーの場合にはテトラサイクリンまたはマクロライド系の薬剤を4週間内服する．

神経症状や髄液所見から神経梅毒と診断した場合は，ベンジルペニシリンカリウムを1回300～400万単位，1日6回，10～14日間点滴静注する[13]．

経過観察と治癒判定

治療開始直後の2～12時間後に，悪寒戦慄・発熱・倦怠感・咽頭痛・筋肉痛・頭痛・頻脈などの症状が，第1期で50%，第2期では75%に一過性に現れ1日経たずに消失する．この現象はJarish-Herxheimaer反応と呼ばれ，Tpが多量に死滅し菌体のリポ多糖類が放出されることによる反応と考えられている．この現象は8時間以上続くことは稀で，解熱剤を用いてもよいが治療を中止する必要はない．副作用と誤って服薬を中断しないよう，治療開始時にこの現象を患者に説明する．

RPRは体内のTpが消失とともに低下するため，RPR定量値で治療効果を判定する．治療開始後はおおむね4週ごとにRPRとTp抗体の定量値を測定し，病期に応じた服薬期間の後，臨床症状が消失していること，RPRが自動化法で治療前値のほぼ1/2，2倍系列希釈法で1/4以下となり，Tp抗体値も減少傾向であれば治癒と判断する．梅毒は治療後に再感染する症例がある．治療後半年過ぎてもRPRが16以上を示す例は，再感染または治療不十分とみなし投薬を再開する．このような場合，当科ではペニシリンを8週間投与している．

治療を完遂すれば梅毒は一般に予後良好であるが，HIV感染者が梅毒に感染すると悪性梅毒[14]のような非典型疹がみられたり，病期と異なる順序で症状が出現したり，急速に進行して早期から神経梅毒を発症したりする．梅毒血清反応の定量値も，HIV感染者では異常な高値または低値を示したり，激しく変動したりする．服薬コンプライアンス不良で治癒が遷延する例や，再感染の可能性もあるので，当科では定期的に梅毒抗体定量検査を行いながら最低1年以上は経過観察している．

梅毒患者を見落とさないための注意点

梅毒第1期～第2期は他者への感染力のある時期で，特に硬性下疳や粘膜斑は接した相手への感染性が高い病変であるため，蔓延防止の観点から

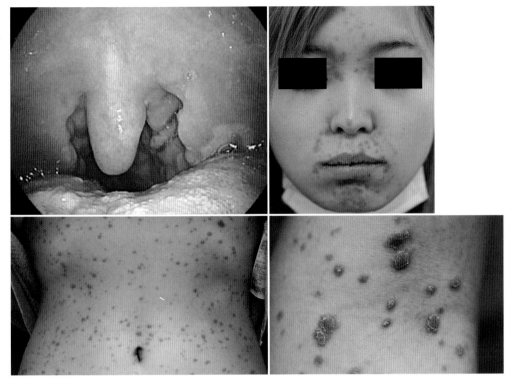

図 4. 咽頭の粘膜斑と丘疹性梅毒疹が同時にみられた症例（20歳，女性）

1ヶ月前から咽頭痛と微熱があり，その数日後から皮疹が出現．内科で咽頭炎，次いで耳鼻咽喉科で扁桃炎と診断され，それぞれ抗菌薬を処方されたが軽快せず当科へ紹介となった．当科初診時，咽頭に白色病変(a)，全身に丘疹(b-d)を認め，同日の梅毒抗体定量検査は RPR 定量 111.0 R.U. TPHA 定量 368.0 COI で，梅毒第2期と診断した

a：両側口蓋扁桃とその周囲の口蓋弓粘膜に不規則な白色変化を認める．前医にて抗菌薬が投与されていたため扁平に隆起する粘膜斑の特徴は失われているが，わずかながら butterfly appearance の形態が残っている

b：顔面，c：体幹，d：上腕肘部内側の丘疹性梅毒疹

（文献 15 より転載）

も適切に診断・治療をすることが求められる．Tp は PC 以外のセフェム系，キノロン系など，ほとんどの抗菌薬の内服が有効であるため，診断前に安易に抗菌薬を投与してしまうと，とくに粘膜斑では梅毒特有の所見がわかりにくくなったり（図 4-a)[15]，消失したりする．また，梅毒は本来，未治療のままでも第1期では3〜6週間，第2期では数週間〜数ヶ月経つと病変が消退するという自然経過をとるため，診察のタイミングによっては抗菌薬未使用でも病変が消退（図5)[16][17]し，梅毒と気づかず診断の機会を逃す可能性がある．

また，第2期の梅毒患者では梅毒特有の皮膚病変，発熱，疲労感，食欲不振，体重減少を伴う場合がある．梅毒の皮疹は手掌や足蹠にも生じ，か

ゆみや痛みがないのが特徴である．出現頻度が高い皮疹は梅毒性乾癬[15]と丘疹性梅毒疹（図 4-b〜d)[15]で，次いで梅毒性バラ疹・扁平コンジローム・梅毒性脱毛が多く，膿疱性梅毒疹は比較的少ないとされる．梅毒が疑われる患者の顔面や頭髪・手掌を観察し，皮膚病変の有無を確認することも有用である．

梅毒患者が増加している昨今では，咽頭痛や発熱を訴えて，最初に耳鼻咽喉科を受診する口腔・咽頭梅毒患者も増えていることは想像に難くない．咽頭痛を訴える患者に図3のような典型的な粘膜斑でなくても，図4のように白色病変が扁桃を超えて口蓋弓などの扁桃周囲にも認める場合は，梅毒を鑑別診断に挙げるべきである．

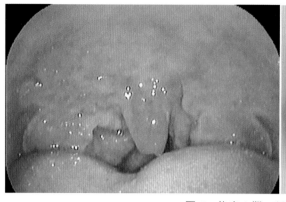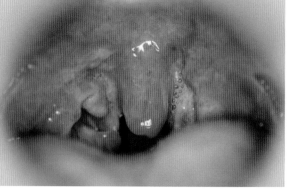

図 5. 梅毒 2 期の咽頭所見（28 歳，男性）　　　　　　　　　　　　　　　　a｜b

a：初診時の咽頭所見．両側の扁桃から口蓋弓，軟口蓋に白色調で若干隆起した扁平な病変．
　病変の辺縁には赤みがあり，梅毒第 2 期にみられる咽頭の粘膜斑の特徴を呈している．また
　病変の形態も "butterfly appearance" に近い．この日は検査のみ行い，抗菌薬は処方してい
　ない（文献 16 より転載）

b：初診から 7 日後の咽頭所見．病変は退縮し扁平な隆起も消失しているが，口蓋扁桃とその
　周囲に白色病変が残っている（文献 17 より転載）

おわりに

　かつて梅毒患者数がまだ多かった昭和の時代
は，めまい，急性感音難聴，顔面神経麻痺患者の
初診時，梅毒抗体検査は必須項目の一つであっ
た．しかし，平成になって梅毒患者数が少ない状
態がしばらく続き，これらの患者の血液検査から
梅毒抗体検査を外してしまった施設は少なくない
ように思われる．梅毒患者数が全国的に増えてい
る現在，白色病変を伴う，または難治性に経過す
る咽頭炎・扁桃炎，頸部リンパ節炎，めまい，急
性感音難聴，顔面神経麻痺の鑑別診断に，再び梅
毒を加えるべきであると筆者は考える．

文　献

1) 国立感染症研究所：感染症発生動向調査週報
　（IDWR）．https://www.niid.go.jp/niid/ja/idwr.
　html
　Summary　梅毒患者数は「IDWR 速報データ」
　に暫定値として毎週公表され，確定値は 2 年後
　の 1 月に公表される年表のなかで示される．
2) Golden MR, Marra CM, Holmes KK：Update on
　syphilis：resurgence an old problem. JAMA,
　290：1510-1514, 2003.
　Summary　米国での梅毒患者の増加傾向をう
　けて出された総説．この中の梅毒の自然経過を
　示す図が，国際的に広く引用されている．

3) 日本性感染症学会：梅毒診療ガイド（2018）．
　http://jssti.umin.jp/pdf/syphilis-medical_
　guide.pdf
　Summary　梅毒疑い患者への対応，自然経過，
　用語解説，診断と病型分類，治療などについて
　の概要を無料で公開している．
4) 宮野良隆：口腔咽頭粘膜における STD の診断．
　口咽科，**6**(2)：61-70, 1994.
5) 荒牧　元，宮野良隆：鼻・口腔・咽頭梅毒．
　JOHNS, **9**：929-934, 1993.
6) 秋定直樹，石原久司，藤澤　郁ほか：頸部腫瘤
　を契機に判明した梅毒の 2 例．日耳鼻会報，
　122：770-776, 2019.
7) 上野泰宏，神部芳則，宮城徳人ほか：口角部硬
　性下疳を伴った梅毒性頸部リンパ節炎の 2 例．
　日口外，**53**：486-489, 2007.
8) 浦中　司，牛尾宗貴，竹内成夫ほか：一側感音
　難聴から同側顔面神経麻痺，両側感音難聴へと
　進展した神経梅毒の 1 症例．Facial Nerve Res,
　35：65-67, 2016.
9) Ho KH, Wright CC, Underbrink MP：A rare
　case of laryngeal dystonia associated with neu-
　rosyphilis：Response to botulinum toxin injec-
　tion. Laryngoscope, **121**：147-149, 2011.
10) 大平真也，松浦賢太郎，梶原理子ほか：難聴を
　呈し加療により良好な経過をたどった内耳梅毒
　の 3 症例．耳展，**61**：209-215, 2018.
11) 余田敬子：口腔咽頭領域の粘膜病変—性感染症
　を中心に—．日耳鼻会報，**122**：984-988, 2018.

12）余田敬子：耳鼻咽喉科領域における性感染症.
日気食会報, **69**：58-65, 2018.

13）日本性感染症学会（編）：梅毒：46-52, 性感染症
診断・治療ガイドライン 2020. 診断と治療社,
2020.
Summary 梅毒の自然経過, 病型分類のイ
メージ, 活動性梅毒の診断基準, 学会が推奨す
る治療と効果判定, 届け出について示している.

14）余田敬子：頭頸部の皮膚・粘膜感染症 性感染
症. JOHNS, **31**（11）：1575-1579, 2016.

15）余田敬子：口腔・咽頭に関連する性感染症. 日
耳鼻会報, **118**：841-853, 2015.

16）余田敬子：咽喉頭炎. 森山　寛（監）今日の臨床
サポート 第2版. エルゼビア・ジャパン, 2016.

17）余田敬子：性感染症による口腔・咽頭粘膜病変.
耳喉頭頸, **92**：122-127, 2020.

Monthly Book ENTONI エントーニ

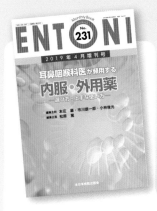

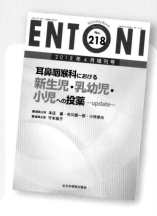

特色

■ 実践的耳鼻咽喉科・頭頸部外科の月刊雑誌
■ 毎号 1 テーマにしぼった総特集 MOOK 形式
■ 豊富な写真・図・表を掲載した Visual 誌

耳鼻咽喉科医が頻用する 内服・外用薬 ―選び方・上手な使い方―

MB ENTONI No. 231（2019 年 4 月増刊号）
編集企画／松原 篤（弘前大学教授）
定価 5,940 円（本体 5,400 円＋税）164 頁

日常の外来診療で遭遇する疾患を取り上げ、
内服・外用薬の選び方・使い方・
注意点などをわかりやすく解説！
是非知っておくと役立つ
他科専門医からのアドバイスも掲載！！

耳鼻咽喉科における 新生児・乳幼児・小児への投薬 ―update―

MB ENTONI No. 218（2018 年 4 月増刊号）
編集企画／守本 倫子（国立成育医療研究センター医長）
定価 5,940 円（本体 5,400 円＋税）198 頁

多くの小児患者を診るエキスパートの
執筆陣が、実際の臨床で遭遇する
小児患者への対応、小児特有の
耳鼻咽喉科疾患に対する薬物治療の
最新知識などわかりやすく解説！！

全日本病院出版会　〒113-0033 東京都文京区本郷 3-16-4　Tel：03-5689-5989
www.zenniti.com　Fax：03-5689-8030

MB ENT, 266：71-78, 2022

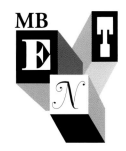

◆特集・知っておきたいみみ・はな・のどの感染症─診断・治療の実際─

耳鼻咽喉科の立場からの COVID-19

木村百合香*

Abstract 新型コロナウイルスは発症前や無症状者からも感染し，発症 2 日目でウイルス量が最大となる．感染経路は飛沫感染が主であるが条件により空気感染も生じることから，耳鼻咽喉科診療においては，換気と空気感染に対する個人防護具の装用などの厳格な感染管理が必要である．

本邦における耳鼻咽喉科で診断された COVID-19 症例の特徴は，以下の通りである．① 66%の症例において感染経路が不明あるいは申告されない，② 欧米諸国に比し嗅覚障害の有症状率は低いが，急性発症の嗅覚障害は COVID-19 を念頭に置く，③ 溶連菌感染症などの細菌感染を疑う咽頭所見は少ないが，膿性鼻汁は 4%に認められ，COVID-19 を鑑別しうる特異的な耳鼻咽喉科所見はない．

耳鼻咽喉科医は，COVID-19 の予防や感染対策，診断から治療まですべての領域で本疾患の制御に向けた貢献が求められている．

Key words 新型コロナウイルス感染症（COVID-19），新型コロナウイルス（SARS-CoV-2），空気感染（airborne infection），飛沫感染（droplet infection），診断（diagnosis），治療（therapy）

はじめに

2019 年 12 月下旬，中国・武漢の海鮮市場で原因不明の肺炎がクラスター発生したという報告を端緒に，新型コロナウイルス感染症（COVID-19）は中国から全世界に拡大し，いまだ収束の目処は立たない．現在（2021 年 9 月 3 日）時点では全世界で 2 億 1895 万人が新型コロナウイルスに感染し，454 万人以上が COVID-19 により死亡し，本邦でも 156 万人が感染し，16,000 人を超える死者が出ている[1]．特に本邦においては，2021 年 7 月に入り急拡大したデルタ株による「第 5 波」により，ワクチン未接種である 40 代，50 代の重症化が多数発生し，医療逼迫の状況が続いている．現時点では，第 3 波のような病院や施設でのクラスターによる高齢者の感染や重症化はワクチンの普及により大幅に減少していることからも，ワクチンの普及により状況は大きく変化することが予測される．

本稿では，2021 年 9 月時点での耳鼻咽喉科の立場からの COVID-19 への対応について述べる．

新型コロナウイルス（SARS-CoV-2）とは

コロナウイルスはニドウイルス目コルニドウイルス亜目のコロナウイルス科オルトコロナウイルス亜科に分類される RNA ウイルスである．本ウイルスは，RNA ウイルスの中でも最長のウイルスゲノム長（26～32 kb）をもつエンベロープウイルスであり，その長い遺伝子は，16 個の非構造蛋白質と 4 個の構造タンパク質をコードしている．構造タンパク質はスパイク，エンベロープ，メンブレンとヌクレオカプシドで構成され（図 1），直径 80～160 nm のウイルス粒子内にウイルス遺伝子を内包する．コロナウイルスは，アルファ（α），

* Kimura Yurika，〒 145-0065 東京都大田区東雪谷 4-5-10 東京都保健医療公社荏原病院耳鼻咽喉科，医長

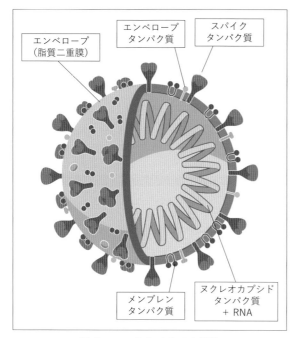

図 1. コロナウイルスの構造

ベータ（β），ガンマ（γ），デルタ（δ）の 4 つの属を含むが，今までに分離，同定されたヒトの病原コロナウイルスは α または β のみである[2]．

新型コロナウイルス感染症の病原体である SARS-CoV-2 は 2000 年代前半にアジア地域を中心に流行した重症急性呼吸器症候群（SARS）や 2012 年以降にアラビア半島でヒトコブラクダを介しての感染が報告されている中東呼吸器症候群（MERS）の病原体と同じく β コロナウイルスに属すると判明している．SARS-CoV-2 は，ヒトでは鼻腔から肺胞までの気道上皮，神経細胞，血管に発現するアンジオテンシン変換酵素（ACE2）をレセプターとして，ウイルス表面のスパイクタンパクと結合し，Ⅱ型膜貫通型セリンプロテアーゼ酵素（TMPRSS2）がスパイクタンパク質の一部を切断すると，ウイルスのエンベロープと細胞膜との融合がはじまり，細胞内に侵入する．

SARS-CoV-2 の感染経路

1．気道感染症の感染経路

COVID-19 は経気道感染する疾患である．経気道感染症の感染経路は，従来，空気感染（飛沫核感染）と飛沫感染に分けられてきた．飛沫感染とは，病原体を含む気道由来の飛沫が感染者から非感染者へと直接的に伝播する感染様式である．感冒の原因となる大部分のウイルスや，A 群溶血性レンサ球菌などがこの感染様式による感染を起こす．一方，空気感染とは，病原体を含む飛沫核が長時間空気中を漂い，これを非感染者が吸い込むことで成立する感染様式のことで，感染者と対面していなくても成立する．空気感染する疾患には，麻疹，水痘・汎発性帯状疱疹，結核があり，厳密な空気感染対策を要する．

ところが，「飛沫感染」と「空気感染」は，明確な線引きができないのが実際である．WHO は，粒子が到達可能な距離が 1 m かそれ以上かを基準に，粒子径 5 μm をカットオフとして，飛沫感染か空気感染を区別しているが[3]，温度や湿度によって粒子径は変わり，病原体の性質によっても感染条件は異なる．

今回の新型コロナウイルス感染症の流行により，本邦では「空気感染」と「飛沫感染」の中間的な意味合いで一般に「エアロゾル感染」という用語が使われているが，明確な学問的な定義はない．本疾患の感染経路の理解には「エアロゾル」と「空気感染」についての整理が必要となる．

2．エアロゾルの定義

エアロゾルとは，本来は，化学用語であり，固体，液体，もしくはその混合物を分散質とし，分散媒を気体とする分散系と定義される[4]．エボラ出血熱や SARS といった死亡率の高いウイルス感染症のアウトブレイクの際に，医療従事者の感染が多く発生したのをきっかけに，病原体を伝播する媒体としてエアロゾル（飛沫核）の医療行為におけるリスクが指摘されるようになった[5]．感染症の領域では，下気道に粒子が到達しうる 10 μm 以下の粒子を「エアロゾル」とする場合もあるが，WHO の基準にしたがって粒子径 5 μm をカットオフとして「エアロゾル」を定義することが多い．

3．エアロゾルを介した感染が成立する要因

ウイルス感染が成立する要因には ① 病原体因子，② 宿主因子，③ 環境因子が存在する．

病原体因子として，病原体の種類・量がある．

インフルエンザウイルスやコロナウイルスなどエンベロープを有するウイルスは湿度が低い（20〜30％）環境で，長く感染性を維持することができる[6]．また，一定以上のウイルス量がエアロゾル中に存在し，かつ増殖部位まで到達しなければ，感染は成立しない．

宿主因子としては，行動内容や免疫状態による影響が考えられる．1回の咳は700個，1回のくしゃみは4万個のエアロゾルを発生する．無症状者であっても，1分間の大声での会話により1,000個のエアロゾルが発生する．頻回に咳やくしゃみをする，あるいは大声での会話は容易に感染を拡大する要因となる．一方で，ワクチンにより中和抗体を獲得していれば，感染のリスクは大幅に減じられる．

環境因子としては，病原体が生存しやすく，到達しやすい環境，すなわち適切な温度や湿度といった条件が必要であり，コロナウイルスは一般に低温，乾燥環境下で感染が広がりやすいとされている．

4．空気感染と「エアロゾル感染」

空気感染は，絶対的空気感染，相対的空気感染，条件付き空気感染の3つのカテゴリに分けることができる．絶対的空気感染とは，エアロゾルが肺胞末梢に到達したときのみ感染が成立する状態を指し，結核がこれに該当する．相対的空気感染とは，飛沫感染でも感染しうるものの，エアロゾルによる下位気道への沈着が感染の主な経路となる状態をいう．一方，条件付き空気感染とは，他の経路を主な感染手段とするものの，感染に有利な条件が揃った場合にはエアロゾルとなって到達した病原体が肺でも感染しうる状態を指し，SARSやインフルエンザがこれに該当する[7]．

COVID-19は発生当初より「エアロゾル感染」の可能性が指摘されているが，実際には「条件付き空気感染」がこれに相当する．感染に有利な条件，換気の悪い密閉空間，多数が集まる密集場所，間近で会話や発声をする密接場面，いわゆる「3密環境」ではエアロゾルを介しての感染が成立し，

CDC（米国疾病予防管理センター）も条件付き空気感染の可能性について言及している[8]．また，CDCの内部資料によればデルタ株は，基本再生産数が従来株の2前後から水痘レベル5〜8程度にまで増加しているとの報道[9]もあり，変異株の出現により空気感染のリスクの高まりに注視が必要である．

耳鼻咽喉科診療のリスクとしてのCOVID-19

COVID-19の流行当初，中国や英国において最初に死亡が報告された医療従事者は耳鼻咽喉科医であった．COVID-19は45％が発症前の患者から，40％が有症状者から，10％は環境から，5％は無症状者から感染する[10]．また，SARS-CoV-2のウイルス量は，発症から2日目が最大である[11]．したがって，耳鼻咽喉科医は，耳鼻咽喉科外来に上気道炎症状を呈して受診する時期の感染性がもっとも高いこと，COVID-19の流行が蔓延している地域では，他疾患により受診する患者も発症前あるいは無症状感染者である可能性があることを認識し，飛沫やエアロゾルが飛散する可能性のある処置の際には，十分な換気と飛沫・空気感染対策に適した個人防護具（N95マスク，帽子，手袋，フェースシールド±ゴーグル，不浸透性長袖ガウン）での対応が望ましい．

COVID-19の耳鼻咽喉科領域での症状，問診上の留意点

先進各国では多くの場合，上気道感染症のプライマリケアにあたるのは総合診療医や家庭医であるが，本邦の場合，国民皆保険制度の下に患者の判断でどの診療科を受診するかを選択することができる．COVID-19も経気道感染により上気道炎症状から発症する疾患であることから，本邦では多くの耳鼻咽喉科診療所がCOVID-19のプライマリケアにあたり，診断への役割を果たしている．

本邦において耳鼻咽喉科医によりCOVID-19と診断された症例351例の特徴についてまとめた報告によれば，① 耳鼻咽喉科初診時には，66％の

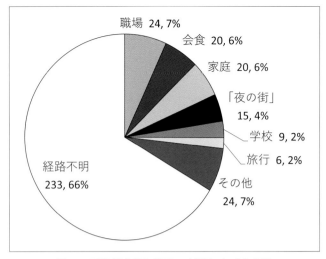

図 2. 耳鼻咽喉科初診時に判明した感染経路
初診時に経路が判明した症例は34%にすぎなかった
（文献 12 より）

症例において感染経路が不明あるいは申告されない（図 2），② 欧米諸国に比し，嗅覚障害・味覚障害の有症状率は低いが，急性発症の嗅覚障害はCOVID-19 を念頭に置く（図 3），③ 耳鼻咽喉科所見としては，溶連菌感染症などの細菌感染を疑う咽頭所見は少ないが，膿性鼻汁は数％に認められ，COVID-19 を鑑別しうる特異的な耳鼻咽喉科所見はない（図 4, 5）といった特徴が挙げられている[12]．本データは 2020 年 11 月までのデータであり，変異株への置き換わりが進む現在とは状況が異なる可能性があることに留意が必要であるが，

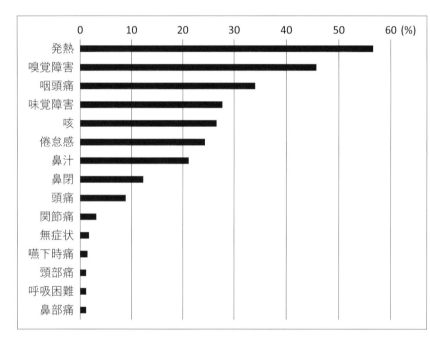

図 3.
耳鼻咽喉科初診時の症状
欧米からの報告では，嗅覚障害の出現率は 60〜80％と報告されており，本邦での嗅覚障害の有症状率は他国に比し低い可能性があるが，急性発症の嗅覚障害はCOVID-19 の可能性を念頭に置く
（文献 12 より）

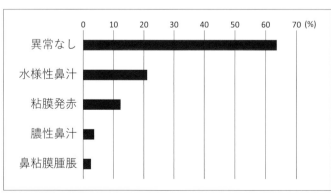

図 4.
耳鼻咽喉科初診時の鼻腔所見
膿性鼻汁は 4％の症例に認められた
（文献 12 より）

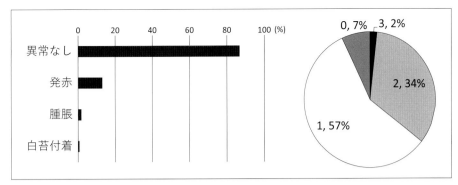

図 5. 耳鼻咽喉科初診時の扁桃所見と修正 Centor スコア
腫脹（1.7%）や白苔（0.7%）は修正 Centor スコアからは，細菌感染の合併を示唆する
症例は 2% 以下にとどまった
（修正 Centor スコア：発熱・咳がないこと・頸部リンパ節腫脹・扁桃腫大・滲出液・
年齢によりスコアリング．3 点以上で溶連菌感染を疑い検査が推奨される）
（文献 12 より）

感染が蔓延している地域やクラスターが近隣で発生している地域，接触歴を疑う急性上気道炎症状患者の診察においては，COVID-19 を念頭に置くことが必須である．

COVID-19 の診断

COVID-19 は，病原体検査により診断する．検体は，鼻咽頭・鼻腔・唾液・喀痰が用いられるが，検査や症状の有無により適応となる検体が異なることに留意する．鼻咽頭検体は感度が高いが，飛沫リスクなどから適切な防護を行ったうえで医療者による採取が必要である．耳鼻咽喉科医は，上気道の解剖を熟知していることから，実際の検体採取のみならず，適切な採取に関する教育・啓発活動を行う役割が求められている．

1．核酸検出検査

SARS-CoV-2 に特異的なウイルス RNA 遺伝子配列を増幅する検査である．リアルタイム PCR 法がもっとも感度・特異度ともに高い検査であり，ウイルスコピー数の比較や推移まで検出できるが，検査機器が高額であり，検査時間に数時間を要するデメリットがある．LAMP 法，TMA 法などの等温核酸増幅法は比較的簡便な機器で短時間での検出が可能であるが，感度・特異度ともリアルタイム PCR に比し劣る．

2．抗原検査

抗原検査は SARS-CoV-2 のタンパク質を検出

表 1．重症度

重症度	酸素飽和度	臨床状態
軽症	SpO$_2$≧96%	呼吸器症状なし or 咳のみで呼吸困難なし いずれの場合であっても肺炎所見を認めない
中等症 I 呼吸不全なし	93%＜SpO$_2$＜96%	呼吸困難，肺炎所見
中等症 II 呼吸不全あり	SpO$_2$≦93%	酸素投与が必要
重症		ICU に入室 or 人工呼吸器が必要

（文献 14 より）

する検査法である抗原定性検査は有症状者（発症から 9 日以内）の確定診断としてキットを用いることで簡便に検査が可能である．抗原定量検査は抗原定性検査に比し特異度が高く，無症状者に対する唾液を用いた検査にも使用できるが，機器を必要とする．定性検査，定量検査ともに核酸検出検査に比し感度，特異度が低いことから，臨床所見に応じて核酸検出検査を併用することも検討する．検査方法の詳細については，厚生労働省から『新型コロナウイルス感染症（COVID-19）病原体検査の指針』が公開されており，参照されたい[13]．

治　療

酸素飽和度，臨床状態を基準とした重症度分類（表 1）により対応する[14]．

1．軽症：$SpO_2 \geqq 96\%$

発熱や咳嗽がある場合は，消炎鎮痛薬や鎮咳薬による対症療法を行う．診察時は軽症と診断されていても，発症から1〜2週間目までにSpO_2が低下し，病状の進行が急速にみられることがあること，呼吸困難の自覚のない重症例（silent hypoxia）が存在することから，可能な限り療養中もパルスオキシメーターによるSpO_2測定し，SpO_2の低下がみられた場合には，保健所へ連絡するよう指示する．

重症化リスク因子のある患者では中和抗体カシリビマブ／イムデビマブ（ロナプリーブ®）の適応がある．発症から7日以内の入院をしていない高リスクのCOVID-19患者では，本剤はプラセボと比較して，入院または死亡のリスクを70%減らすことが明らかとなっている[15]．現在，急ピッチで整備が進められているが，高価な薬剤である（執筆時点で薬価収載されていない）ことに留意が必要である．

2．中等症

中等症では，対症療法を行うとともに，増悪傾向がある場合は早期に介入して重症化を防止するため，入院の適応である．

1）中等症1：$93\% < SpO_2 < 96\%$

安静と，水分補給，栄養補給を促す．脱水や経口摂取不良がある場合は補液を，発熱や咳嗽に対しては対症療法を行う．レムデシビルは検討の余地があるが，酸素需要がない時点では，ステロイドの投与は予後の改善はなく，むしろ悪化させる傾向があることから，推奨されない．継続使用中のステロイドは中止する必要はない．

2）中等症2：$SpO_2 \leqq 93\%$

呼吸不全のため，$SpO_2 > 93\%$を目標に経鼻カヌラあるいは酸素マスクにより酸素投与（5 L/minまで）を行う．これで維持できない場合は，リザーバーマスク（10〜15 L/min）により酸素を投与する．あわせて，レムデシビルの使用を考慮する．酸素投与を要するCOVID-19では，ステロイドの使用により予後改善効果が認められるため，強く

推奨される．デキサメサゾン6 mg/日を酸素需要がなくなるまで，最大10日投与する．血栓塞栓症の合併に注意し，抗凝固療法の併用も考慮する．$SpO_2 > 93\%$を維持できなければネーザルハイフローあるいは人工呼吸管理へ移行する．

3．重 症

厚生労働省の手引き[14]では「ICUに入室，あるいは人工呼吸器管理が必要」な場合と定義されている．高流量鼻カニューレ酸素療法（high-flow nasal cannula；HFNC）は流行当初はエアロゾル発生リスクが危惧され相対禁忌とされていた．その後，実験的モデルによる検証で，通常の酸素マスクと比べてもエアロゾル発生リスクは同レベルであることが明らかになり[16]，COVID-19治療の場で急速に広まっている．HFNCは，高流量の高濃度酸素投与により解剖学的死腔にたまった呼気を洗い流すことで精度の高いFiO_2を維持し，軽度のPEEP様効果も得られ，鎮静は不要でありQOLも維持されるといったメリットがある．通常のリザーバーマスクで酸素化が維持できない場合，人工呼吸管理に移行する前の選択肢となる．

HFNCで酸素化が保てない，あるいは時間単位で急速に呼吸状態が悪化する，意識障害やCO_2貯留がある場合は人工呼吸管理に移行する．人工呼吸管理に関しては，ARDS（急性呼吸窮迫症候群）の病態にあわせ，VCV（volume controlled ventilation）により一回換気量やPEEPを設定するが，詳細は集中治療分野の成書を参考とされたい．

重症化の際に追加が検討される薬剤として，トシリズマブがある．トシリズマブは，遺伝子組み換えヒト化抗ヒトIL-6モノクロナール抗体で，関節リウマチや成人Still病，Castleman病などのIL-6に関連した炎症性疾患が適応疾患である．呼吸不全（NHNC・NIV・人工呼吸管理）とCRP≧7.5 mg/dlを呈したCOVID-19患者を対象としたRCT（RECOVERY試験）では，トシリズマブ群では通常治療群と比較して，28日死亡（31% vs 35%）が有意に減少したとの結果が得られ[17]，NIH（米国国立衛生研究所）のガイドラインでも

HFNC や人工呼吸管理中の患者において，ICU 入室 24 時間以内に副腎皮質ステロイドホルモンを併用して本剤を投与することを推奨している[18].

4．腹臥位療法

　肺の背側中心に炎症が強い場合，著明なシャントにより，重度の低酸素血症をきたすことがある．腹臥位では，換気不良な肺胞が上に，換気が良好な肺胞が下に移動するため，シャントが改善し酸素化が改善する．また，人工呼吸による機械的肺胞障害を防ぐことが示唆され，実際に P/F 比 ≦150 の重症 ARDS を対象に腹臥位療法を行い 28 日死亡率を比較した結果，仰臥位群が 32.8％であったのに対し，腹臥位群は 16.0％であり[19]，現在 ARDS の治療として強く推奨されている．COVID-19 の重症化の病態も ARDS で，多くの集中治療の現場で腹臥位療法が行われているが，1日の大半を腹臥位で過ごすため，気管チューブ，気管カニューレの管理やスキントラブル，圧迫による神経麻痺の予防に留意が必要である．また，覚醒下腹臥位療法に関しても積極的に導入が進められているが，現時点では十分なエビデンスはない．しかしながら，覚醒下での腹臥位療法には大きな合併症はなく，医療逼迫の現況の中では，入院待機中の中等症の患者に対する酸素化改善の方法として指導の選択肢となりうる．

おわりに

　耳鼻咽喉科医は，COVID-19 診療において適切な感染対策により上気道感染症の診療体制を維持し，COVID-19 の診断と治療，気管切開などの重症例への対応，後遺症への対応，一般への感染予防の啓発活動など，様々な役割を担っている．最新の知見にアップデートし，本疾患の制御に向けた貢献が求められる．

参考文献

1）World Health Organization：WHO Coronavirus（COVID-19）Dashboard. https://covid19.who.int（2021.9.10閲覧）

2）神谷　亘：コロナウイルスの基礎．ウイルス，**70**：29-36, 2020.

3）World Health Organization：Infection prevention and control of epidemic- and pandemic-prone acute respiratory infections in health care．https://apps.who.int/iris/bitstream/handle/10665/112656/9789241507134_eng.pdf?sequence=1

4）IUPAC. Aerosol. Gold Book. http://goldbook.iupac.org/terms/view/A00176

5）The National Institute for Occupational Safety and Health（NIOSH）：Workplace Safety & Health Topics. Aerosols. https://www.cdc.gov/niosh/topics/aerosols/default.html

6）Tang JW：The effect of environmental parameters on the survival of airborne infectious agents. JR Soc Interface, **6**：S737-S746, 2009.

7）Roy CJ, Milton DK：Airborne Transmission of Communicable Infection-The Elusive Pathway. New Engl J Med, **350**：1710-1712, 2004.

8）Centers for Disease Control and Prevention：Scientific Brief：SARS-CoV-2 and Potential Airborne Transmission. https://www.cdc.gov/coronavirus/2019-ncov/more/scientific-brief-sars-cov-2.html

9）Apoorva Mandavilli. The New York Times. Updated Sept. 1, 2021. https://www.nytimes.com/2021/07/30/health/covid-cdc-delta-masks.html

10）Ferretti L, Wymant C, Kendall M, et al：Quantifying SARS-CoV-2 transmission suggests epidemic control with digital contact tracing. Science, **368**(6491)：eabb6936, 2020. doi：10.1126/science.abb6936.
　Summary　COVID-19 は 45％が発症前の患者から，40％が有症状者から，10％は環境から，5％は無症状者から感染する．

11）Cevik M, Kuppalli K, Kindrachuk J, et al：Virology, transmission, and pathogenesis of SARS-CoV-2. BMJ, **371**：m3862, 2020. doi：10.1136/bmj.m3862. PMID：33097561.
　Summary　SARS-CoV-2 のウイルス量は，発症から 2 日目が最大である．

12）Kimura Y, Nogami K, Watanabe K, et al：COVID-19 findings revealed via otolaryngological examination：Findings of a Japan Otorhinolaryngologist Association questionnaire.

Auris Nasus Larynx, **48**： 1176-1180, 2021. doi：10.1016/j.anl.2021.05.010.

Summary 細菌感染を疑う咽頭所見は少ないが，膿性鼻汁は数%に認められ，COVID-19 の特異的な耳鼻咽喉科所見はない.

13) 厚生労働省：新型コロナウイルス感染症（COVID-19)病原体検査の指針. https://www.mhlw.go.jp/content/000790468.pdf

14) 厚生労働省：新型コロナウイルス感染症（COVID-19)診療の手引き第 5.2 版. https://www.mhlw.go.jp/content/000815065.pdf

15) Weinreich DM, Sivapalasingam S, Norton T, et al：REGEN-COV Antibody Cocktail Clinical Outcomes Study in Covid-19 Outpatients. medRxiv. 2021：2021.05.19.21257469.

16) Li J, Fink JB, Ehrmann S：High-flow nasal cannula for COVID-19 patients：low risk of bio-aerosol dispersion. Eur Respir J, **55**：2000892, 2020. doi：10.1183/13993003.00892-2020.

17) RECOVERY Collaborative Group：Tocilizumab in patients admitted to hospital with COVID-19（RECOVERY）：a randomised, controlled, open-label, platform trial. Lancet, **397**：1637-1645, 2021. doi：10.1016/S0140-6736（21）00676-0.

18) National Institutes of Health：Coronavirus Disease 2019（COVID-19）Treatment Guidelines. https://www.covid19treatmentguidelines.nih.gov

19) Guérin C, Reignier J, Richard JC, et al：Prone positioning in severe acute respiratory distress syndrome. N Engl J Med, **368**：2159-2168, 2013. doi：10.1056/NEJMoa1214103.

ENTONI

Monthly Book

エントーニ

編集主幹

小林　俊光（仙塩利府病院耳科手術センター長）
曾根三千彦（名古屋大学教授）

通常号定価 2,750 円（本体 2,500 円＋税）

"はなづまり"を診る

No. 241（2020 年 2 月号）
編集企画／竹野　幸夫（広島大学教授）

**はなづまりの病態生理に
裏付けられた診断治療を解説**

- 鼻腔生理とはなづまりの病態
- はなづまりの評価法と検査法
- はなづまりと嗅覚障害
- はなづまりと睡眠障害
- はなづまりと加齢・ホルモン・心因
- はなづまりとアレルギー性鼻炎・花粉症
- はなづまりと副鼻腔炎
- はなづまりの薬物療法
- はなづまりの保存療法
　―局所処置とネブライザー療法―
- はなづまりの手術方法
　―鼻中隔矯正術について―
- はなづまりの手術療法
　―下鼻甲介手術について―

味覚・嗅覚の診療 update

No. 251（2020年 11 月号）
編集企画／三輪高喜（金沢医科大学教授）

**味覚・嗅覚それぞれの特性を
十分に理解して対応することが重要**

- 味覚障害の種々相
- 亜鉛と味覚障害
- 心因性味覚障害・舌痛症
- 薬物性味覚障害
- 味覚障害の種々相
- 慢性副鼻腔炎による嗅覚障害の病態と治療
- 感冒後嗅覚障害の病態と治療
- 嗅覚障害と認知症
- 嗅覚刺激療法
- 嗅覚・味覚障害の漢方療法
- 味覚・嗅覚障害と全身疾患

詳しく知りたい！
舌下免疫療法

No. 250（2020 年 10 月号）
編集企画／藤枝　重治（福井大学教授）

基礎から臨床まで、自験例を含め紹介

- 舌下免疫療法 ―どうして舌下なのか？―
- 舌下免疫療法の臨床効果が得られる症例とは。どんな症例に行うのか
- 我が国で実施されている舌下免疫療法の効果と安全性に関するエビデンス
- スギ舌下免疫療法と注意点
- スギ花粉症の効果
- ダニ舌下免疫療法の安全な導入と注意点
- ダニの舌下免疫療法の効果
- 口腔アレルギー症候群に対する舌下免疫療法
- 気管支喘息に対する舌下免疫療法の効果
- 小児に対する舌下免疫療法の実際
- 舌下免疫療法の作用機序
- 舌下免疫療法とバイオマーカー
- COVID-19 パンデミックと舌下免疫療法

せき・たん
―鑑別診断のポイントと治療戦略―

No. 232（2019 年 5 月号）
編集企画／平野　滋（京都府立医科大学教授）

**各領域のエキスパートにより
鑑別診断・治療戦略を伝授**

- 咳反射・喉頭防御反射
- 慢性咳嗽
- 副鼻腔気管支症候群
- 咽喉頭逆流症
- 喉頭アレルギー
- 小児のせき・たん
- 高齢者のせき・たん
- 免疫疾患・免疫低下と関連するせき・たん
- 薬剤性間質性肺炎
- 肺炎とせき・たん
- 誤嚥とせき・たん

全日本病院出版会
www.zenniti.com

〒113-0033　東京都文京区本郷 3-16-4　Tel：03-5689-5989
Fax：03-5689-8030

FAX による注文・住所変更届け

改定：2015 年 1 月

毎度ご購読いただきましてありがとうございます．

読者の皆様方に小社の本をより確実にお届けさせていただくために，FAX でのご注文・住所変更届けを受けつけております．この機会に是非ご利用ください．

◎ご利用方法

FAX 専用注文書・住所変更届けは，そのまま切り離して FAX 用紙としてご利用ください．また，注文の場合手続き終了後，ご購入商品と郵便振替用紙を同封してお送りいたします．**代金が 5,000 円をこえる場合，代金引換便とさせて頂きます．**その他，申し込み・変更届けの方法は電話，郵便はがきも同様です．

◎代金引換について

本の代金が 5,000 円をこえる場合，代金引換とさせて頂きます．配達員が商品をお届けした際に，現金またはクレジットカード・デビットカードにて代金を配達員にお支払い下さい(本の代金＋消費税＋送料)．(※年間定期購読と同時に 5,000 円をこえるご注文を頂いた場合は代金引換とはなりません．郵便振替用紙を同封して発送いたします．代金後払いという形になります．送料は定期購読を含むご注文の場合は頂きません)

◎年間定期購読のお申し込みについて

年間定期購読は，1 年分を前金で頂いておりますため，代金引換とはなりません．郵便振替用紙を本と同封または別送いたします．送料無料，また何月号からでもお申込み頂けます．

毎年末，次年度定期購読のご案内をお送りいたしますので，定期購読更新のお手間が非常に少なく済みます．

◎住所変更届けについて

年間購読をお申し込みされております方は，その期間中お届け先が変更します際，必ずご連絡下さいますようよろしくお願い致します．

◎取消，変更について

取消，変更につきましては，お早めに FAX，お電話でお知らせ下さい．

返品は，原則として受けつけておりませんが，返品の場合の郵送料はお客様負担とさせていただきます．その際は必ず小社へご連絡ください．

◎ご送本について

ご送本につきましては，ご注文がありましてから約 1 週間前後とみていただきたいと思います．お急ぎの方は，ご注文の際にその旨をご記入ください．至急送らせていただきます．2～3 日でお手元に届くように手配いたします．

◎個人情報の利用目的

お客様から収集させていただいた個人情報，ご注文情報は本サービスを提供する目的(本の発送，ご注文内容の確認，問い合わせに対しての回答等)以外には利用することはございません．

その他，ご不明な点は小社までご連絡ください．

株式会社　全日本病院出版会　〒 113-0033 東京都文京区本郷 3-16-4-7F
電話 03(5689)5989　FAX03(5689)8030　郵便振替口座 00160-9-58753

年　月　日

Monthly Book ENTONI エントーニ

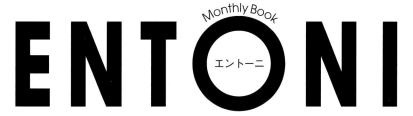

FAX 専用注文書

「Monthly Book ENTONI」誌のご注文の際は，このFAX専用注文書もご利用頂けます．また電話でのお申し込みも受け付けております．
毎月確実に入手したい方には年間購読申し込みをお勧めいたします．また各号1冊からの注文もできますので，お気軽にお問い合わせください．

バックナンバー合計5,000円以上のご注文は代金引換発送

—お問い合わせ先—
㈱全日本病院出版会 営業部
電話 03(5689)5989　FAX 03(5689)8030

□年間定期購読申し込み　No.　から

□バックナンバー申し込み

No.　-　冊	No.　-　冊	No.　-　冊	No.　-　冊
No.　-　冊	No.　-　冊	No.　-　冊	No.　-　冊
No.　-　冊	No.　-　冊	No.　-　冊	No.　-　冊
No.　-　冊	No.　-　冊	No.　-　冊	No.　-　冊

□他誌ご注文

冊	冊

お名前	フリガナ ㊞	電話番号
ご送付先	〒　- □自宅　□お勤め先	
領収書　無・有（宛名：　）		

FAX 03-5689-8030 全日本病院出版会行

全日本病院出版会行
FAX 03-5689-8030

年　　月　　日

住所変更届け

お名前	フリガナ	
お客様番号		毎回お送りしています封筒のお名前の右上に印字されております8ケタの番号をご記入下さい。
新お届け先	〒　　　都道府県	
新電話番号	（　　　）	
変更日付	年　月　日より	月号より
旧お届け先	〒	

※ 年間購読を注文されております雑誌・書籍名に✓を付けて下さい。

☐ Monthly Book Orthopaedics（月刊誌）
☐ Monthly Book Derma.（月刊誌）
☐ 整形外科最小侵襲手術ジャーナル（季刊誌）
☐ Monthly Book Medical Rehabilitation（月刊誌）
☐ Monthly Book ENTONI（月刊誌）
☐ PEPARS（月刊誌）
☐ Monthly Book OCULISTA（月刊誌）

FAX 03-5689-8030
全日本病院出版会行

通常号⇒ 2,500 円＋税
※No.217 以前発行のバックナンバー,
　各目次等の詳しい内容は HP
　（www.zenniti.com）をご覧下さい.

編集顧問：	本庄　　巌	京都大学名誉教授
	小林　俊光	仙塩利府病院 耳科手術センター長
編集主幹：	曾根 三千彦	名古屋大学教授
	香取　幸夫	東北大学教授

No. 266　編集企画：
　室野重之　福島県立医科大学教授

Monthly Book ENTONI　No.266

2022 年 1 月 15 日発行（毎月 1 回 15 日発行）

定価は表紙に表示してあります.

Printed in Japan

発行者　　末 定 広 光
発行所　　株式会社　全日本病院出版会
〒 113-0033 東京都文京区本郷 3 丁目 16 番 4 号 7 階
　　　　　電話 (03) 5689-5989　Fax (03) 5689-8030
　　　　　郵便振替口座 00160-9-58753

印刷・製本　三報社印刷株式会社　　電話 (03) 3637-0005
広告取扱店　㈱日本医学広告社　　　電話 (03) 5226-2791